# アルコール医療入門

編　集

白倉　克之　国立アルコール症センター久里浜病院・病院長
丸山　勝也　国立アルコール症センター久里浜病院・副院長

株式会社 新興医学出版社

# 序　文

　このたび新興医学出版社のご好意により，本書を上梓させていただくことになった．打ち明けて言うと，同社の刊行されている Modern Physician 20巻8号にアルコール関連疾患の特集を企画され，その編集に関与させていただいたのがご縁であった．その最終校正の段階でこの特集を単に雑誌のままに留めておくよりも，これに数編の論文やトピックスを追加する形で本書の発刊をふと思いついたので，かねてより懇意にしていただいている服部秀夫社長にお電話でご相談申し上げたところ，即座に快諾が得られたので，急遽筆者各位にご連絡してご同意を得ると同時に，医学誌では紙幅の都合で割愛せざるを得なかった項目を追加依頼する形で本書の構成を検討することとなった．

　幸い特集号には久里浜病院の同僚に多く原稿を依頼する形で作業を進めていたので，スムースに事が運び比較的短期間に刊行することが出来，安堵しているところである．

　ご承知のように国立アルコール症センターである当久里浜病院は，唯一のセンターとしてアルコール医療に関する臨床・研究の第一線医療研究機関たるべく位置づけられており，微力ながら全職員が一丸となってアルコール依存のメカニズム解明とより有効な治療法の確立について努力を傾注してきているが，他方ではアルコール医療・保健・福祉の専門家の養成も大きな課題として義務づけられている．

　昭和50年より始まった当院でのアルコール依存症臨床医等研修は，医師・看護婦・保健婦・精神保健福祉士の4業種を対象にして毎年春・秋の2回に分けて1週間ずつの研修が行われており，延べ約3800人の研修終了者を輩出してきた．彼らの多くは全国各地の医療・保健・福祉の各領域の中核的な役割や地域のアルコールネットワークを形成され，日々困難な症例に取り組んで我が国におけるアルコール問題の第一線で活躍されており，その真摯な態度には頭の下がる思いがする．

　しかしながら，一方では医療関係者の中にも，アルコール問題にきわめて無知もしくは無理解者も少なくない．いや少なくないと言うよりも，これが医療関係者の大勢と言っても過言ではない．依存症者は「単に意志が弱いからだ」，「酒害による肝機能障害は数日間の点滴注射である程度の機能改善がみられるのだから，要は飲まなければいいんだ」と独善的な結論を下し，退院時の簡単な説得で事足れりとする態度が目立ち，治療的介入の絶好のチャンスを逃してしまう結果となっている．

　本文でも述べているように，さまざまな発症リスクの多い依存症予備軍たるプレアルコホリックスに対する水際での予防活動が今日の緊急課題とも言える状況を勘案すると，国民的な啓蒙活動の必要性は言うまでもないが，とりわけ医療関係者の適切な理解を推進していくことが当面の急務と言えよう．

　上述のように医療関係者の方々に少しでも理解を深めていただくことを目的に本書の出版を企画した．私どもの意図をご理解願えれば幸甚である．

　最後になりましたが，快く出版をお引き受けいただいた新興医学出版社，特に夏休みを返上して取り組んでいただいた担当者の嶋田さおり氏に深く感謝の気持ちを表明したい．

平成12年9月　白波たつ野比海岸にて

筆者を代表して
白倉　克之
丸山　勝也

## 編　集

白倉　克之　（国立アルコール症センター久里浜病院・病院長）
丸山　勝也　（国立アルコール症センター久里浜病院・副院長）


## 執筆者一覧

白倉　克之　（国立アルコール症センター久里浜病院・病院長）
澤山　　透　（国立アルコール症センター久里浜病院精神科）
角田　　透　（杏林大学医学部衛生学公衆衛生学教室・教授）
照屋　浩司　（杏林大学医学部衛生学公衆衛生学教室・助教授）
武田　伸郎　（杏林大学医学部衛生学公衆衛生学教室・助手）
奥山　啓二　（国立アルコール症センター久里浜病院内科・医長）
米田　順一　（国立アルコール症センター久里浜病院精神科）
中根　　潤　（国立アルコール症センター久里浜病院精神科）
中村　雄二　（国立アルコール症センター久里浜病院内科）
髙橋　久雄　（国立アルコール症センター久里浜病院内科・部長）
丸山　勝也　（国立アルコール症センター久里浜病院・副院長）
横山　　顕　（国立アルコール症センター久里浜病院消化器科・医長）
黒田　真理　（慶應義塾大学医学部腎臓内科）
杠　　岳文　（国立肥前療養所神経科・医長）
真先　敏弘　（国立アルコール症センター久里浜病院神経内科・医長）
大森　　泰　（川崎市立川崎病院外科・医長）
黒川　達也　（国立アルコール症センター久里浜病院精神科）
三留　晴彦　（国立アルコール症センター久里浜病院精神科）
西岡　直也　（国立アルコール症センター久里浜病院精神科・医長）
木村　　充　（国立アルコール症センター久里浜病院精神科）
菱本　明豊　（国立アルコール症センター久里浜病院精神科／神戸大学医
　　　　　　　学部精神神経科学教室）
栗田　寛美　（国立アルコール症センター久里浜病院精神科）
鈴木　健二　（国立アルコール症センター久里浜病院精神科・部長）
松下　幸生　（国立アルコール症センター久里浜病院精神科・医長）
白川　教人　（国立アルコール症センター久里浜病院精神科・医長）
樋口　　進　（国立アルコール症センター久里浜病院臨床研究部・部長／
　　　　　　　同　アルコール関連問題予防センター・センター長）
久冨　暢子　（国立アルコール症センター久里浜病院アルコール関連問題
　　　　　　　予防センター・センター長補佐）
岡崎　直人　（国立アルコール症センター久里浜病院医療相談室）
木寺　敦子　（国立アルコール症センター久里浜病院看護部・婦長）
伊藤　桂子　（国立アルコール症センター久里浜病院看護部・副婦長）
藤田さかえ　（国立アルコール症センター久里浜病院医療相談室）

（執筆順）

# 目　次

1．アルコール関連疾患をめぐって ……………………………………………………………………… 1
2．アルコール飲料の消費とアルコール関連疾患の現状について ………………………………… 6
3．アルコールの吸収および代謝 ………………………………………………………………………… 12
4．急性アルコール中毒 …………………………………………………………………………………… 19
5．アルコール離脱症候群 ………………………………………………………………………………… 22
6．アルコール関連身体疾患
　　A．アルコールと消化管疾患 ………………………………………………………………………… 26
　　B．アルコールと肝臓疾患―アルコール性肝障害 ………………………………………………… 30
　　C．アルコールと膵疾患 ……………………………………………………………………………… 36
　　D．アルコールと代謝疾患―糖尿病，痛風 ………………………………………………………… 41
　　E．アルコールと心循環器疾患 ……………………………………………………………………… 45
　　F．アルコールと中枢神経疾患 ……………………………………………………………………… 50
　　G．アルコールと末梢神経障害 ……………………………………………………………………… 55
　　H．アルコールと癌 …………………………………………………………………………………… 58
7．アルコールと関連精神障害
　　A．アルコール依存症 ………………………………………………………………………………… 62
　　B．異常酩酊 …………………………………………………………………………………………… 66
　　C．アルコールと痴呆 ………………………………………………………………………………… 69
　　D．Wernicke-Korsakoff症候群 ……………………………………………………………………… 72
　　E．合併精神障害 ……………………………………………………………………………………… 75
8．女性のアルコール問題 ………………………………………………………………………………… 79
9．現代日本の子どもの飲酒問題 ………………………………………………………………………… 86
10．高齢者のアルコール問題 …………………………………………………………………………… 89
11．アルコール関連疾患の治療 ………………………………………………………………………… 93
12．アルコール関連疾患の予防 ………………………………………………………………………… 96
13．トピックス
　　A．アルコール依存症の遺伝研究 …………………………………………………………………… 100
　　B．エタノールパッチテスト ………………………………………………………………………… 104
　　C．アルコール依存症と抗酒剤 ……………………………………………………………………… 109
　　D．アルコール依存症の認知行動療法 ……………………………………………………………… 114
　　E．大酒家突然死症候群 ……………………………………………………………………………… 121
　　F．アダルトチルドレン―アルコール問題の家庭に育つ子ども達 …………………………… 124

■ アルコール医療入門

# アルコール関連疾患をめぐって

白倉　克之[*]　澤山　透[**]
しらくら　かつゆき　　さわやま　とおる

- 先進国ではアルコール総消費量の減少が見られるにもかかわらず，わが国ではいまだ総消費量の抑制がみられず，230〜250万人の大量飲酒者がみられる．
- 従来アル中といわれ中年男性の肉体労働者と固定したイメージがみられたが，次第に広く国民各層に拡散され，近年，女性・未成年者・高齢者に問題飲酒が目立つ．
- また飲酒行動そのものの異常という形よりも，肝機能障害をはじめとする各種アルコール関連疾患が健康診断などで指摘されることが多くみられる．
- 健康被害ばかりでなく，家庭内不和・離別・職場の作業能率低下や頻回事故，交通事故や各種犯罪などの社会問題をも含めて，アルコール関連問題という概念が提唱されている．
- 21世紀の健康施策として健康日本21が2000年春に策定されたが，目標を達成するためには啓蒙活動はもとより，製造販売業者を含めた総合的施策が必要である．

**Key Words**　アルコール関連疾患，総消費量の変遷，大量飲酒者の推移，社会的費用，アルコール関連問題，健康日本21

## □ はじめに

本誌編集者の方よりアルコールに関する特集号を組みたいとのご依頼があり，その編集をお引き受けすることとなった．このModern Physicianは内科系の医学雑誌であり，その読者層も初学者から広く熟達した実地医家までにわたり，その内容も基本的な問題からアップデートなトピックスを包含したものという特集を心掛けることで編集者の意図に応えることとした．各担当者間の意志の疎通が容易であり，かつアルコール医療の最前線を担っている国立アルコール症センター，国立療養所久里浜病院の先生方を中心として企画することとし，一部の項目についてはその分野の第一人者の先生に執筆をお願いし，編集者の方のご了解を頂いた次第である．その点について読者の方々に些か奇異に感じを与えるかもしれないがご容赦願えると幸甚である．

## □ アルコール医療の現状

アルコール中毒という用語に代わって，1964年WHOの提唱に従ってアルコール依存症という言葉が用いられるようになって久しいが，いまだにその実数が正確には把握されていない（詳しくは本

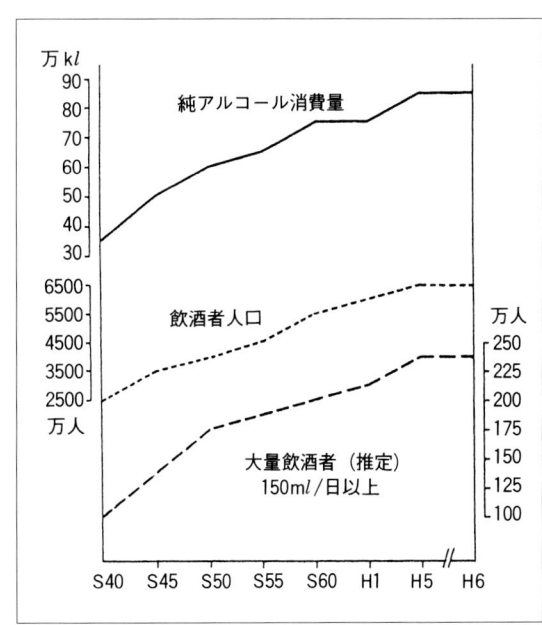

図1　アルコール消費量と飲酒者数の推移
（文献[3]より）

書：「アルコール飲料の消費とアルコール関連疾患の現状について：角田」参照）．

[*] 国立アルコール症センター久里浜病院　病院長　　[**] 同　精神科

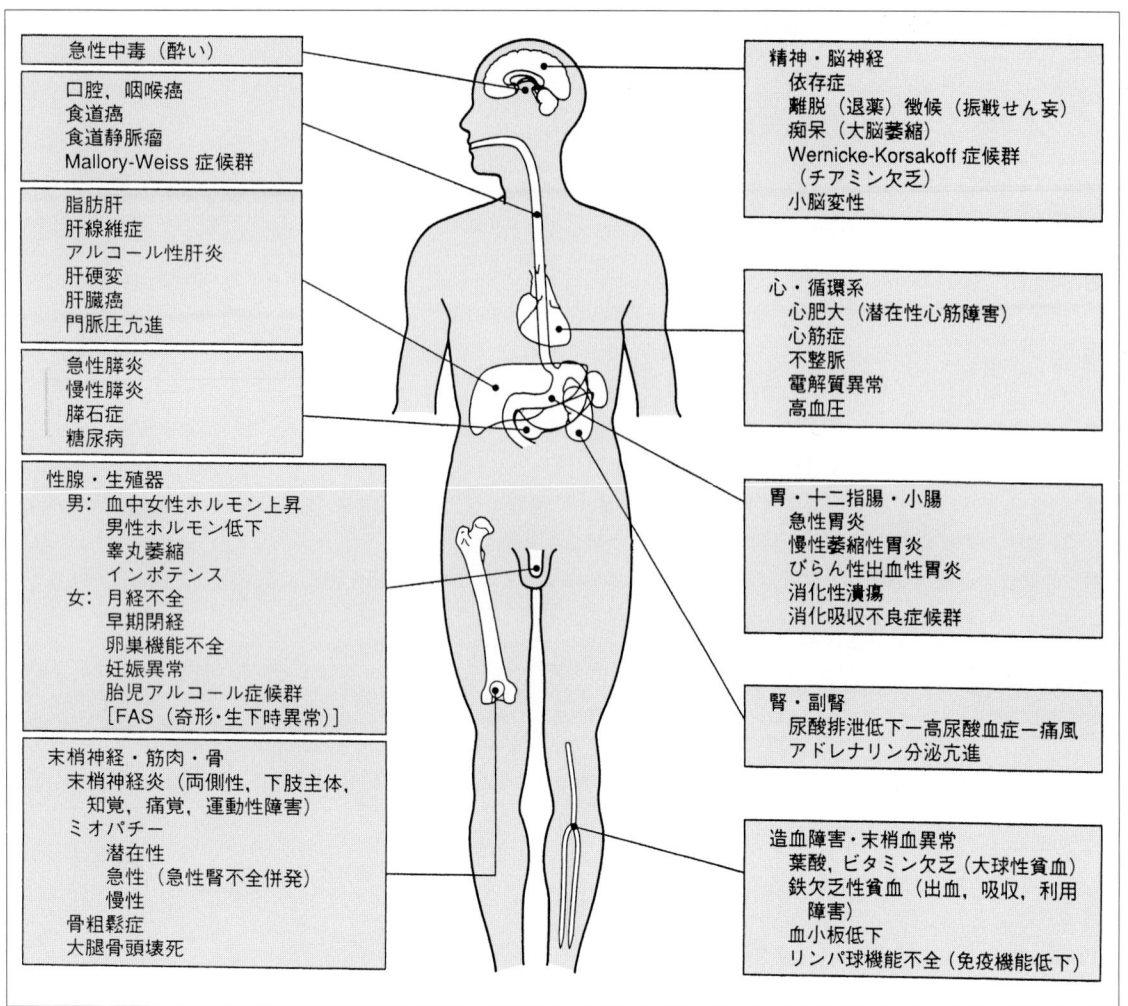

図2　アルコールによる主な臓器・血液異常（日本医師会雑誌 99：1104, 1988, 文献[5]より）

　当久里浜病院に初めて国立医療機関としてアルコール病棟が設置された1963年当時のアルコール依存症者像としては中年男性の肉体労働者というイメージが定着していたが，1970年代には中年男性のホワイトカラー層にも多くの依存症者がみられるようになり，次いで1980年代よりは家庭婦人やOL層にまで拡大される傾向が顕著となってきている．1990年代に入ると，中高校生などの青少年層にも問題飲酒者が多数みられるようになり，また定年退職後の高齢者にも依存症者が増加するなどの時代的な変遷を経て，性別を問わず広く国民各層にアルコール問題がみられるという社会問題に発展しているのが現状である[1,2]．

　図1にわが国のアルコール総消費量の変遷と飲酒者人口および大量飲酒者の推移を示した[3]．一般に先進諸国では10数年来，アルコール消費量が減少傾向を示しているのに反して，唯一日本だけがいまだ増加傾向を示しているのが現状である．各国の飲酒者人口と大量飲酒者数は，当該国のアルコール総消費量とほぼパラレルに推移することが定説であるが，わが国では年々右肩上がりに消費量が増加しており，したがって飲酒者人口と大量飲酒者数がいまだ増加傾向にあることは否めない．

　ちなみにこの大量飲酒者とは，アルコール換算で1日平均150 m$l$（日本酒換算約5合）以上の飲酒者を指し，各国の文化・社会的な背景に基づいて依存症の概念が微妙に異なることを勘案して，WHOなどが各国の依存症者数の実態把握や比較を行う目的で規定したものである．少なくともこの大量飲酒者はアルコール依存症ないしアルコー

表1　日本における酒害による社会的費用[6]（厚生省保健医療局，1987）

| | 主費用 | （百万円） |
|---|---|---|
| 直接費用 | 治療（医療費・その他の治療費用） | 1174190 |
| | 支援 | 88586 |
| 間接費用 | 死亡 | 923081 |
| | 有病（生産性低下，労働不能による損失） | 4415597 |
| | 関連費用 | （百万円） |
| 直接費用 | 自動車事故（物損） | 3498 |
| | 犯罪 | 151 |
| | 社会福祉プログラム | 23477 |
| | その他 | 8915 |
| | 総　　　計 | 6637495* |

*酒税による国の収入の3倍強に相当額

表2　飲酒に起因する傷病分類別医療費[6]（厚生省保健医療局，1987）

| 傷病分類 | 分類別医療費（億円） | 飲酒に起因する医療費（億円） |
|---|---|---|
| 感染症および寄生虫症 | 4560 | 747 |
| 新生物 | 11740 | 740 |
| 精神障害 | 11140 | 532 |
| 循環系疾患 | 37800 | 16 |
| 消化系疾患 | 18810 | 6395 |
| 神経系，感覚器疾患 | 9780 | 172 |
| 内分泌，栄養，代謝，免疫障害 | 6690 | 1264 |
| 損傷，中毒 | 10910 | 1091 |
| その他 | — | — |
| 合　　　計 | 158160 | 10957（6.9%） |

ル関連障害を持つ者と考えて妥当ではある．図1よりわかるように，大量飲酒者数は230～250万人と推定されている．

しかるにアルコール依存症者の有効な治療方法はいまだ十分に確立されておらず，その治療成績はきわめて不良であると言わざるを得ない．1997年先進国の第6回アルコール・センター長会議（会長：林田　基，前国立久里浜病院長）が東京で開催されたが[4]，その際の各国の治療成績について，退院後1年経過時点での断酒成績で比較すると，いずれも1/3前後であり，残念ながら現在の治療方法におけるある意味での限界が示され，新たな治療方法の確立が望まれる状況にあることで意見の一致をみた．

□ アルコール関連臓器障害

図2に主なアルコール関連臓器障害を図示した[5]．図よりわかるように頭の先から爪先まで臨床各科にわたるアルコール起因性の病態を惹起することが知られている．

一般にアルコール依存症ないしアルコール乱用者には関連臓器障害を伴っていることが多い．飲酒行動そのものについての依存ないし乱用が存在することについては否認することが特徴の一つであり，依存症の専門治療施設を敬遠して関連臓器障害のためにやむを得ず一般医療機関を訪れるのが通常である．

表1にわが国のアルコールに起因する社会的費用と総治療費を示した[6]．約10数年前の資料で恐縮であるが，当時のアルコールに起因する社会的な費用総額は6兆6000億に達し，同年の酒税総収入の約3倍強に相当する莫大な費用と言うことができよう．治療費として直接支払われた額は約1兆1700億円と推定され，当時の総医療費15兆8000億円のほぼ6.9%に相当するものであった．1995年

の総医療費は約27兆円であり、単純にこの比率で計算すると、直接費用としての治療費は約2兆円、年間の酒害による社会的な損失額は現在10兆円を超すものと推定される。

表2には飲酒に起因する傷病分類別医療費の内訳を右欄に示したが[6]、本来の精神障害に用いられる医療費は532億円で5％に満たず、飲酒に起因する医療費の60％弱は消化系疾患の治療費に用いられ、次いで内分泌・栄養・代謝・免疫障害、損傷・中毒の治療費用などにその多くがあてられている。

このことは、依存症治療の基本となる断酒やアルコール依存そのものの根本的な治療に直接結びつかない領域での医療費の支払いが多くなされている事実を如実に示しているものと言えよう。確かに肝機能障害その他の身体合併症のため、身体的な加療の結果、一時的な小康状態を得られることが多く、たとえ酒害について強力に退院時指導をされても、当該患者の多くは退院当日ないし数日のうちに自ら退院祝いを行うことが必定であり、数ヵ月以内には再入院を繰り返すことが多い。確かに入院時点では不可欠な医療行為であることは論を俟たないが、穿った見方をすると、飲酒可能な状態にして退院させることはますますアルコール耐性や身体的依存を強化する形となり、依存状態へ追い込む結果となる。まるで「笊で水を掬っている」かのごとき医療行為の繰り返しに虚しさを実感する医療関係者が多い。

一般的なアルコール依存症の定義によると、「常習飲酒の結果、自らの飲酒行動を制御できなくなった状態」と規定され、個々の意志の力を超えた内部的な飲酒欲求が問題となるのであるから、通常の退院指導などでは効果がないのは当然といっても過言ではない。

関連障害に起因する身体的な諸愁訴を訴えてやむを得ず受診された時期こそが、治療的な介入の大切なポイントであるので、この時点での依存症専門の医療スタッフや医療機関ないし保健機関に繋げていただけると、より有効な治療成績が得られることが期待される。

□ アルコール関連問題の今日的課題

上述したごとく、アルコール依存ないし乱用、多くの場合は関連する臓器障害の合併の重大さを指摘したが、こればかりでなくアルコールは社会的ないし対人場面での多大な損失を伴うことが多い。

家庭においては夫婦間の不和、離別、経済的破綻ばかりでなく、親の飲酒問題を見て育った子女の人格的発達の歪みを抱えるアダルトチルドレンの問題などが近年大きくクローズアップされている[7,8]。また職場においても、そのメンタルヘルス上の問題行動として3A：Alcohol（飲酒問題）、Absentism（突然の欠勤：ポカ休）、Accidentism（頻回事故）が指摘されているが[9]、これらは生産性や作業能率の低下などとともに、アルコール問題が深く関わっていることは否めない。これ以外にも、暴力・傷害・殺人などの各種犯罪や交通事故との関連などを含めると枚挙にいとまがない。1例をあげると、重大な自動車による人身事故の約半分にアルコール問題が絡んでいるという。

このようにアルコール問題は単に医学上の問題としてばかりでなく、社会的にも看過できない重大な事柄と捉えて、1976年WHOは広く飲酒に関連して生じる障害を総括する形のアルコール関連問題 alcohol-related problems という概念を導入し[10]、以来その対策に種々のアクションプログラムを計画実践しており、近年の欧米各国における総消費量の抑制に寄与してきたと言っても過言ではない。

しかるにわが国においては図1にみられるごとく、いまだ総消費量は増加傾向を示しており、アルコールに関する健康施策の立ち遅れが目立つ状況にある。

昨年（1999年）より厚生省を中心に検討されてきた21世紀の健康施策である「健康日本21」[11]が今年2月に最終稿に纏められ、その中のアルコールに関する各論には2001年からの10年間における三つの主要な努力目標が設定された。簡単にその概要を紹介する[12]と、①多量飲酒者（1日平均3合以上の飲酒者）の2割削減、②未成年者の飲酒をなくすこと、③節度ある適度な飲酒をスローガンとして、健康被害のために健康成人男子で1日平均1合までに留めておくこと、の3項目を採り上げた。

従来の適正飲酒というスローガンに較べて、健康被害を前面に立てリスクの少ない飲酒方法を広く啓蒙することとなり、確実に健康施策として前進させるものと評価している。

最後に当面の課題としては、依存症治療のより

効果的な治療手段の開発が望まれるが，いまだ確実で有効な治療方法が確立できていない現状や，また依存症よりの回復には本人はもとより家族や医療スタッフなどの関係者の多大なエネルギーを必要とする事実に鑑み，プレアルコホリックスといわれる依存症予備群（アルコール問題は有するもいまだ身体的依存を持たない群で，依存症者の数倍いるものと推定されている）を対象にいかに水際で食い止めるかが焦眉の問題ということができよう．そのためには第1次予防たる国民的な理解や啓蒙活動ないし第2次予防たる早期発見・早期介入を中心とする対策が不可欠となる．また酒類製造業者や小売業者などへ十分な理解と協力を求め，販売方法や宣伝活動などの規制，製造物責任法の徹底，さらには未成年者禁酒法（大正11年）や酒酔い防止法（昭和36年）などの厳密な適用などを含めた総合的な施策となることが望ましい．

## おわりに

アルコール医療の現状とアルコール関連問題の今日的課題について，総説的に解説した．もとよりわが国には飲酒に対して寛容な文化的社会的な背景があり，短期間に解決し得る問題ではないが，健康日本21に盛り込まれたアルコール施策に則り，日常の地道な活動を通じて着実な進展を心掛ける必要があろう．

まず医療関係者に十分な理解とご協力をお願いすることから始めていきたい．

### 文献

1) 白倉克之＆星　昭輝：アルコール依存症．臨床成人病 29：315-321，1999

2) 白倉克之：アルコール症とその関連障害．臨床医 26：486-491，2000

3) 斉藤慈子：アルコールに関する疫学的・社会学的事項；概説的事項．日本臨床 55：503-510，1997

4) The Nippon Foundation：The 6th meeting of heads of major alcohol centers-proceedings. Hayashida M & Shirakura K ed, Alcohol Kenko Igaku Kyokai, 1997

5) 松崎松平：アルコールの医学的知識．日本医師会雑誌 99：1129-1132，1988

6) 高野健人＆中村桂子：アルコール関連問題の社会的費用．アルコール関連問題の現状―アルコール白書―（河野裕明＆大谷藤郎編）．厚健出版，東京，p 179-191，1993

7) 白倉克之：成因論―心理・社会的側面．臨床精神医学講座（松下正明，総編集）．第8巻　薬物・アルコール関連障害．中山書店，東京，p 100-108，1999

8) 白倉克之：アルコール依存症．心身医療 9：1132-1139，1997

9) 白倉克之：メンタルヘルス・ケアの実際．職場のメンタルヘルス・ケア（白倉克之，高田　昴＆筒井末春，編）．南山堂，東京，p 113-127，1997

10) WHO Europe：A summary of alcohol policy and the public good. A guide for action, Eurocare, p 26, 1995

11) 健康日本21企画検討委員会および計画策定検討会：21世紀における国民健康づくり運動（健康日本21）について報告書．厚生省，各論 5：1-10，2000

12) 白倉克之：特集 薬物障害と薬物依存．5健康日本21とアルコール関連問題．医学のあゆみ 193：693-694，2000

■ アルコール医療入門

# アルコール飲料の消費とアルコール関連疾患の現状について

角田　透* 照屋　浩司* 武田　伸郎*

- わが国におけるアルコール飲料の消費は 1993（平成 5 年）年頃まで，30 年以上にわたり増加を続け，それ以後は横ばいである．
- 肝疾患の粗死亡率は過去 20 年間においてほとんど変化していない（男女合わせた総数において 10 万人対約 13～14 程度）．
- 肝がんの粗死亡率は上昇傾向である（男女合わせた総数において 10 万人対 12（1979 年から）から 26（1997 年））．
- 食道がんの粗死亡率は男性において過去 20 年間で漸増している（10 万人対 7.6（1979 年）から 13.3（1997 年））．
- 虚血性心疾患，高血圧性疾患，脳血管疾患の粗死亡率とアルコール飲料消費の関連は認め難いものがある．
- 糖尿病の受療率は最近の 15 年間で上昇しており，7～8 年くらい前までのアルコール飲料の消費の増加との関連について検討されるべきである．

**Key Words**　アルコール飲料の消費，肝疾患，肝がん，食道がん，虚血性心疾患，高血圧性疾患，脳血管疾患，糖尿病

## はじめに

アルコール関連疾患の動向にはアルコール飲料の消費の動向が密接に関連する．ここでは最初にわが国におけるアルコール飲料の消費の動向についてふれ，次にアルコールに関連する疾患の動向について述べる．生物学的な詳細な因果関係を追求している研究者にとって，ある地域のアルコール飲料の消費とその地域におけるアルコール関連疾患の動向というのはややアバウトな感じがすると思う．しかし，国という大きなケージの中にヒトという実験動物を住まわせていると考えることもできる．その意味で大規模な曝露実験において動物の様子を観察していると思えばよいであろう．本文の最後で少量飲酒と健康との関係についてもふれる．

## □ アルコール飲料の消費の動向[1]

わが国ではアルコール分 1% 以上の飲料がアルコール性飲料あるいは酒類と法律上定義されており，この消費には税が課せられる仕組みとなっている．したがって，アルコール飲料の消費は国税庁課税部酒税課において正確に把握されている．酒類別の酒税についてはしばしば税率が変更され

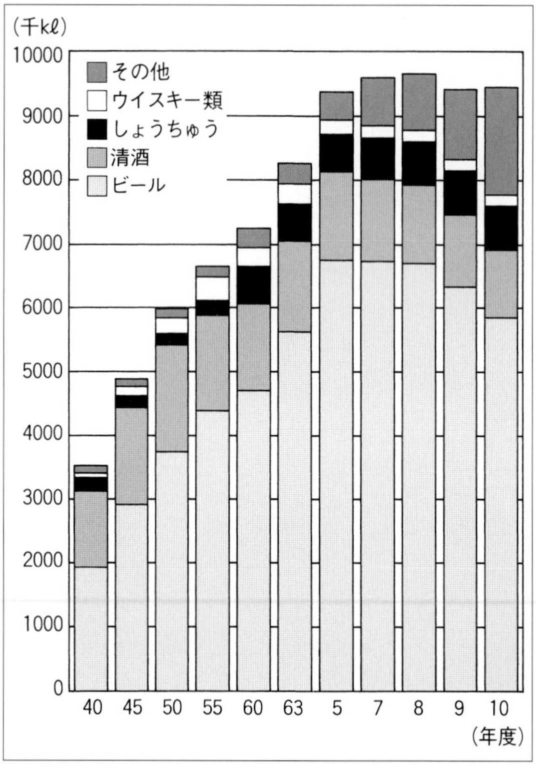

図 1　酒類販売（消費）数量の推移

*杏林大学医学部　衛生学公衆衛生学

る．その総額は平成12年度の予算案において約1兆8600億円になっている．これは全税収の3.7%，間接税としては消費税，揮発油税に次ぐものである[1]．酒税の徴収は国税庁により管轄されていることから，アルコール性飲料の生産および消費の動向は詳細に把握されている．

　図1に最近の消費の動向を示した．平成5年頃から日本全体のアルコール飲料の消費は横ばい傾向である．酒類別にみれば，「ビール」が漸減して，代わりに「その他」が漸増している．この「その他」の大部分は「発泡酒」である．

　日本人人口の1人あたりの酒類消費数量は主として1998年とする資料[1]において純アルコール換算で6.6 $l$ であった．1997年，1996年においても6.6 $l$ と報告されている．年間6.6 $l$ という量は缶ビール（350 m$l$，アルコール濃度約5%）に換算して約380缶となる．老人から乳児まで含めて日本人は毎日ビール1缶を飲んでいるという計算になる．アルコール性飲料を飲まない人もいることから，常習飲酒者の場合は，この量の何倍かを確実に飲んでいることになる．この量を国際的にみた場合，ポルトガル，ルクセンブルク，フランスなどの上位グループ（人口1人あたり年間純アルコール換算消費量約11 $l$）からみて約半分，国家別にみた順位としては第28位であった[1]．

□ 関連疾患の動向
　1．肝疾患
　アルコールに関連する身体的疾患については多数の報告があるが[2~4]，従来よりよく指摘されてきたもののひとつに慢性の肝疾患がある．慢性の経過をとる肝疾患の原因にはウイルスをはじめとするさまざまな病原微生物や薬物などがあげられているが，アルコール代謝が肝に負担となることから他に主たる原因があるとしてもアルコール摂取による疾患の増悪の危険性を考えるべきである．

　わが国で使われている衛生統計においては「肝疾患（第10回国際疾病分類に基づく死因簡単分類コードの11300，平成7年以降）」および「慢性肝疾患および肝硬変（第9回国際疾病分類に基づく死因簡単分類の73，昭和54年から平成6年まで）」がおおむねこの慢性の肝疾患にあたるものと考えられる．

　表1に示したように，男女合わせた総数についての肝疾患の粗死亡率は第9回分類を採用し始めた昭和54年～昭和63年位まで人口10万人対14前後で横ばいを続け，その後の約10年間は13.8と13.2の間でやや低下したままで推移している．男女別にみた場合は男性では漸減，女性では横ばいあるいは漸増となっているが，その幅は10万人対1～3であり，変化としてはきわめて小さい．肝疾患のすべてがアルコール関連でないことは明らかであるが，重要な関連要因であることは既述したとおりである．前述したように消費の動向は最近の数年間は横ばいであるが，平成5年（1993年）頃までは20年以上にわたって単調に上昇傾向にあった．この表からわかるように，そのようなアルコール飲料の消費の増大が死因分類上の「慢性の肝疾患および肝硬変（第9回）」および「肝疾患（第10回）」による死亡とは直接には結びついてはいない．

　わが国においては昭和28年～昭和59年までは毎年，昭和59年から3年ごとに厚生省による「患者調査」が実施されている．患者調査より推算されている「肝の疾患」の受療率についてみると，表2に示すように昭和55年から平成2年までは変動はあるものの男女合わせての総数において10万人対130前後で横ばいであったが，平成5年では120，平成8年は88となり，明らかに低下傾向を示している．男女別にみた場合は男性では減少，女性では増加傾向とも大きな変動の中にあるともとれる変化であった．患者調査は層別無作為に抽出された医療機関の調査日における患者を対象として算出された推定値であり，解釈は簡単ではないが，男女合わせての総数の結果においては横ばいから低下傾向にあるものと推測することができ，粗死亡率についての動向と同様に受療率もアルコール飲料の消費の動向と必ずしも一致していない．

　2．肝がん
　一方，「肝の悪性新生物（第9回国際疾病分類に基づく死因簡単分類の31，昭和54年～平成6年まで）」および「肝および肝内胆管のがん（第10回国際疾病分類に基づく死因簡単分類コードの02106，平成7年以降）」の粗死亡率について男性では表1に示すように昭和54年で人口10万人対16.7，その後緩やかな単調上昇を続け，平成9年では37.5となっている．女性については同じ期間で人口10万人対7.5から14.8とこれも緩やかな単調上昇を続けている．年齢調整死亡率や男女の

表1 粗死亡率（人口10万人対）の推移

| | 昭和 | | | | | | | | | | 平成 | | | |
|---|---|---|---|---|---|---|---|---|---|---|---|---|---|---|
| | 54 | 55 | 56 | 57 | 58 | 59 | 60 | 61 | 62 | 63 | 1 | 2 | 3 | 4 |
| | 1979 | 1980 | 1981 | 1982 | 1983 | 1984 | 1985 | 1986 | 1987 | 1988 | 1989 | 1990 | 1991 | 1992 |
| 総死亡率（総数） | 597.3 | 621.4 | 614.5 | 603.2 | 623.0 | 619.3 | 625.5 | 620.6 | 618.1 | 649.9 | 644.0 | 668.4 | 674.1 | 693.8 |
| 総死亡率（男） | 656.6 | 683.9 | 674.0 | 664.0 | 686.6 | 684.1 | 690.6 | 684.6 | 683.3 | 713.9 | 709.8 | 736.5 | 745.3 | 768.3 |
| 総死亡率（女） | 539.8 | 562.1 | 557.0 | 544.4 | 561.4 | 556.6 | 562.7 | 558.8 | 355.0 | 588.0 | 580.3 | 602.8 | 605.4 | 622.0 |
| 肝疾患（総数） | 14.2 | 14.2 | 14.2 | 14.0 | 14.1 | 14.2 | 14.3 | 14.0 | 13.7 | 13.9 | 13.6 | 13.7 | 13.7 | 13.8 |
| 肝疾患（男） | 21.1 | 20.9 | 20.7 | 20.4 | 20.4 | 20.5 | 20.4 | 19.7 | 19.3 | 19.5 | 18.9 | 19.1 | 18.9 | 19.1 |
| 肝疾患（女） | 7.5 | 7.7 | 7.9 | 7.9 | 8.0 | 8.1 | 8.4 | 8.5 | 8.3 | 8.5 | 8.6 | 8.5 | 8.4 | 8.8 |
| 全がん（総数） | 135.7 | 139.2 | 142.0 | 144.2 | 148.3 | 152.5 | 156.1 | 158.5 | 164.2 | 168.4 | 173.6 | 177.2 | 181.7 | 187.8 |
| 全がん（男） | 158.6 | 163.7 | 167.4 | 170.7 | 176.8 | 182.3 | 187.4 | 191.1 | 199.5 | 203.5 | 211.4 | 216.4 | 222.5 | 230.5 |
| 全がん（女） | 113.5 | 115.5 | 117.3 | 118.4 | 120.8 | 123.7 | 125.9 | 126.9 | 130.1 | 134.5 | 137.1 | 139.3 | 142.2 | 146.7 |
| 肝がん（総数） | 12.0 | 12.5 | 13.2 | 14.0 | 14.9 | 15.6 | 16.5 | 17.2 | 18.2 | 18.8 | 19.7 | 20.7 | 20.9 | 21.9 |
| 肝がん（男） | 16.7 | 17.6 | 18.5 | 20.1 | 21.6 | 22.7 | 24.2 | 25.4 | 27.1 | 27.9 | 29.3 | 30.5 | 31.1 | 32.3 |
| 肝がん（女） | 7.5 | 7.6 | 8.0 | 8.1 | 8.4 | 8.7 | 9.1 | 9.2 | 9.7 | 10.0 | 10.4 | 11.1 | 11.2 | 11.8 |
| 食道がん（総数） | 4.7 | 4.9 | 4.8 | 5.0 | 5.0 | 5.0 | 5.2 | 5.3 | 5.5 | 5.6 | 5.7 | 5.9 | 6.1 | 6.4 |
| 食道がん（男） | 7.6 | 7.9 | 7.7 | 8.0 | 8.2 | 8.1 | 8.5 | 8.8 | 9.3 | 9.4 | 9.6 | 10.0 | 10.4 | 10.8 |
| 食道がん（女） | 1.9 | 2.1 | 2.0 | 2.0 | 2.0 | 1.9 | 1.9 | 1.9 | 1.8 | 1.9 | 2.0 | 2.0 | 2.1 | 2.1 |
| 虚血性心疾患（総数） | 38.4 | 41.6 | 41.8 | 41.0 | 42.0 | 41.2 | 41.1 | 48.1 | 39.6 | 41.5 | 39.9 | 41.9 | 41.8 | 41.4 |
| 虚血性心疾患（男） | 43.3 | 47.1 | 46.2 | 45.5 | 46.4 | 45.6 | 45.5 | 43.6 | 43.0 | 44.9 | 42.9 | 45.4 | 45.1 | 44.5 |
| 虚血性心疾患（女） | 33.6 | 36.3 | 37.5 | 36.6 | 37.7 | 36.8 | 36.9 | 36.7 | 36.2 | 38.2 | 36.9 | 38.6 | 38.7 | 38.4 |
| 脳血管疾患（総数） | 137.7 | 139.7 | 134.3 | 125.0 | 122.8 | 117.2 | 112.2 | 106.9 | 101.7 | 105.5 | 98.5 | 99.4 | 96.2 | 95.6 |
| 脳血管疾患（男） | 141.0 | 142.9 | 136.2 | 126.1 | 122.6 | 116.1 | 110.6 | 104.0 | 98.4 | 101.4 | 94.6 | 95.6 | 92.2 | 91.5 |
| 脳血管疾患（女） | 134.5 | 136.5 | 132.4 | 124.0 | 123.0 | 118.3 | 113.9 | 109.7 | 105.0 | 109.3 | 102.3 | 103.0 | 100.0 | 99.6 |

飲酒パターンの違いなどを考慮する必要があるが，男女ともに上昇傾向といえる．慢性肝炎・肝硬変の罹患者がある程度の長期の経過をたどったときに肝がんに移行するものとすれば，「慢性肝疾患および肝硬変」および「肝疾患」の粗死亡率の横ばいあるいは低下は結果的に「肝および肝内胆管のがん」および「肝の悪性新生物」の死亡率の上昇をきたすということが考えられる．

このことを考慮して改めて粗死亡率の数値を見直すと男性の「肝および肝内胆管のがん」の死亡は昭和55年頃から平成5年頃までで10万人対で約10程度増加しており，これは「慢性肝疾患および肝硬変」の粗死亡率の昭和55年頃から平成5年頃までの低下傾向（おおよそ10万人対0.5）をはるかに超えるものである．女性についてみると，「肝および肝内胆管のがん」の死亡は昭和55年頃から平成5年頃までで10万人対で約4.5程度増加しており，また「慢性肝疾患および肝硬変」の粗死亡率は同時期で10万人対1程度増加している．「慢性肝疾患および肝硬変」の死亡の上昇を割り引いて考えても，男性と同様，何らかの上昇の機作があるものと思われる．

不適切な飲酒に関連する疾患は多数あり，診断技術の進歩に伴い疾病が多様化してきていることなどを考慮する必要はあるが，慢性肝疾患と肝がんとを合わせた死亡率（ここでは粗死亡率）は男女ともに上昇しており，肝疾患の発症および増悪の一部がアルコールに起因するとすれば，アルコール性飲料の消費の増大は慢性肝疾患死亡と肝がん死亡の合計の増加と関連していると考えることが

表2 受療率（人口10万人対）の推移

| | 昭　和 | | | | 平　成 | | |
|---|---|---|---|---|---|---|---|
| | 50 | 55 | 59 | 62 | 2 | 5 | 8 |
| | 1975 | 1980 | 1984 | 1987 | 1990 | 1993 | 1996 |
| 総受療率（総数） | 7049 | 6855 | 6403 | 6600 | 6768 | 6735 | 7000 |
| 総受療率（男） | | | 5902 | 6031 | 6063 | 6034 | 6212 |
| 総受療率（女） | | | 6888 | 7150 | 7449 | 7410 | 7757 |
| 肝の疾患（総数） | 112 | 139 | 126 | 130 | 136 | 120 | 88 |
| 肝の疾患（男） | | | 171 | 169 | 172 | 152 | 110 |
| 肝の疾患（女） | | | 82 | 93 | 102 | 89 | 137 |
| 虚血性疾患（総数） | 74 | 114 | 105 | 102 | 112 | 100 | 111 |
| 虚血性疾患（男） | | | 94 | 90 | 100 | 93 | 107 |
| 虚血性疾患（女） | | | 115 | 113 | 1232 | 106 | 114 |
| 高血圧性疾患（総数） | 475 | 503 | 548 | 526 | 554 | 561 | 587 |
| 高血圧性疾患（男） | | | 432 | 401 | 415 | 423 | 445 |
| 高血圧性疾患（女） | | | 660 | 646 | 689 | 694 | 724 |
| 糖尿病（総数） | 87 | 103 | 119 | 128 | 161 | 159 | 189 |
| 糖尿病（男） | | | 117 | 124 | 160 | 161 | 192 |
| 糖尿病（女） | | | 121 | 131 | 161 | 157 | 185 |

（「患者調査」資料より）

受療率＝
$$\frac{\text{調査日（3日間のうち医療施設ごとに指定した1日間）に医療施設で受療した推計患者数}}{\text{人口}} \times 100000$$

| 平　成 | | | | |
|---|---|---|---|---|
| 5 | 6 | 7 | 8 | 9 |
| 1993 | 1994 | 1995 | 1996 | 1997 |
| 709.1 | 706.0 | 741.9 | 718.6 | 730.9 |
| 784.6 | 782.5 | 822.9 | 799.5 | 813.3 |
| 637.6 | 632.4 | 664.0 | 641.0 | 651.9 |
| 13.6 | 13.3 | 13.7 | 13.2 | 13.3 |
| 18.9 | 18.4 | 19.0 | 18.3 | 18.6 |
| 8.5 | 8.3 | 8.6 | 8.4 | 8.2 |
| 190.4 | 196.4 | 211.6 | 217.5 | 220.4 |
| 234.2 | 241.5 | 262.0 | 269.7 | 273.0 |
| 148.3 | 153.1 | 163.1 | 167.2 | 169.9 |
| 22.4 | 23.1 | 25.2 | 25.8 | 25.9 |
| 33.0 | 34.1 | 37.4 | 37.5 | 37.5 |
| 12.2 | 12.5 | 14.1 | 14.6 | 14.8 |
| 6.5 | 6.6 | 6.9 | 7.3 | 7.7 |
| 11.1 | 11.1 | 11.9 | 12.6 | 13.3 |
| 2.1 | 2.2 | 2.2 | 2.3 | 2.3 |
| 41.9 | 46.7 | 60.8 | 57.6 | 57.4 |
| 45.1 | 50.8 | 65.7 | 62.8 | 62.7 |
| 38.9 | 42.7 | 56.1 | 52.7 | 52.2 |
| 96.0 | 96.9 | 117.9 | 112.6 | 111.0 |
| 91.0 | 91.2 | 114.2 | 108.8 | 107.5 |
| 100.7 | 102.4 | 121.4 | 116.2 | 114.4 |

（「人口動態統計」資料より）

できる．

肝がんはウイルス性肝炎との関連もあり，いまだに様態の不明のウイルス性肝炎の存在することから慎重でなければならない．しかし，アルコールが薬物として肝障害をきたすものであり，肝疾患の進行を促進する可能性のあることから，アルコール性飲料の消費の増大と慢性肝疾患死亡と肝がん死亡との合計の増加とについては関連ありと考えてもおおむね差し支えないと思われる．ただし，最近のアルコール飲料の消費の横ばい傾向の影響が何年か後に反映することも考えられ多いに興味あるところである．

### 3．食道がん

悪性新生物の中でアルコールとの関連がよく指摘されているものに食道がんがある．「食道のがん（第9回国際疾病分類に基づく死因簡単分類の28，第10回国際疾病分類に基づく死因簡単分類コードの02102）」の年齢調整死亡率は男性では昭和54年で人口10万人対7.6であったが，昭和63年で9.4，平成4年で10.8，平成9年で13.3と漸増している．女性では昭和54年で人口10万人対1.9であったが，昭和63年で1.9，平成4年で2.1，平成9年で2.3と横ばいないし漸増といえる状況にある．食道がんの発生にはアルコール性飲料のアルコール濃度が関係するものとされている．よく知られているように，アルコール性飲料には醸造酒と蒸留酒がある．このうちアルコール濃度の高い蒸留酒をストレートであおるような飲み方をする場合，食道がんの危険が高いとされている．既述したように，アルコール飲料の消費はこのと

ころ増加から横ばい傾向であるが，増加してきたものにビールおよび発泡酒がある．「食道のがん」で問題となるアルコール濃度の濃い蒸留酒は漸減傾向にあることと蒸留酒については他のアルコールを含まない飲料と混和して飲用することが流行しており，高濃度のアルコールを直接に飲む機会は減少してきていることが考えられる．アルコール性飲料の消費は増加しても飲み方は変わってきているとすれば，男性の食道がんの漸増傾向の原因は気になるところである．

### 4．虚血性心疾患

表1に虚血性心疾患（第9回国際疾病分類に基づく死因簡単分類の51と52，第10回国際疾病分類に基づく死因簡単分類コードの092002と092003）の粗死亡率を，また表2に患者調査による受療率を示した．総数でみても，男女別にみても粗死亡率については平成5年頃までは男性で45前後女性で37前後と横ばいか微かな増加ととれる状況であったが，分類コードが変わった平成7年からは10万人対で10以上の上昇となっている．一方，受療率では昭和59年から平成8年にかけて総数では105から111，男性は94から107と微増ないし横ばいの傾向にあり，女性では同じ期間で115から114と横ばいの傾向であった．平成5年頃までのアルコール性飲料の消費増加とは関連が少ないように思われる．

### 5．高血圧性疾患および脳血管疾患

高血圧性疾患の受療率を表2に示した．男性では昭和59年の10万人対432から平成8年の445までほとんど横ばいであったが，同じ時期で女性は660から724と微増し，総数では548から587と微増ないしは横ばいの状況であった．平成5年までのアルコール飲料の消費の伸びと最近の女性の間での飲酒習慣の広がりとが関連していることが考えられるが，詳細は不明である．

脳血管疾患（第9回国際疾病分類に基づく死因簡単分類の58，59，および60，第10回国際疾病分類に基づく死因簡単分類コードの09300）の粗死亡率を表1に示した．総数では昭和54年の10万人対137.7から平成4年の95.6まで漸減し，その後平成7年の117.9を山にして平成9年の111.0まで少し増加した状況にある．男性では昭和54年に141.0であったが平成5年の91.0，平成7年の114.2，平成9年の107.5と総数と同様な変化であった．女性では昭和54年に134.5であったが平成4年の99.6，平成7年の121.4，平成9年の114.4とこれも総数と同様な変化であった．こうした変化と平成5年までのアルコール飲料の消費の増加とその後の横ばいの傾向と結びつけにくいものがある．

### 6．糖尿病

最近増加してきているものに糖尿病がある．表2に患者調査による糖尿病の受療率を示した．昭和59年～平成8年にかけて人口10万人対の受療率は総数で119から189へ，男性で117から192へ，女性で121から185と確実に増加してきている．このことが平成5年頃までのアルコール飲料の消費の増加と関連するかどうかについては慎重でなければならないが，糖尿病については飲酒をうまくコントロールできない場合，糖尿病のコントロールもうまく行かないことが多いと言われており，検討されるべきである．

## □ 少量飲酒と健康について

少量のアルコール飲料摂取の健康への影響がしばしば話題になる．もともとの火付け役はフレンチパラドックスと呼ばれている，赤ワインをよく飲むフランスにおいては動物性脂肪の摂取がかなり多く血清脂質の値も比較的高いにもかかわらず虚血性心疾患の死亡率が比較的低いという事実であった[5]．少量の飲酒が虚血性心疾患の発症を予防するように働くということについては，成書にあるようにアルコールがHDLコレステロールを上昇させることや適量の飲酒が血液凝固を阻害するというようなことなどについて考えるともっともであるように思われる．わが国でも一時ブームとなり，平成10年の年初には赤ワインの消費が急速に増大し市場において異常な品薄になったとのことである[6]．

虚血性心疾患などの死亡率を低下させるという報告のあることから，飲酒習慣に対する一般的な保健指導をどのようにすべきか迷うところでもある．この疑問に対して，筆者としては，Criquiの「公衆衛生の政策として飲酒をすすめられない」との提言[7]を紹介したい．彼は虚血性心疾患が比較的高齢者での疾患であることと飲酒に関連する自動車事故や自殺による死亡が比較的若年者に多いことからPYLL（potential years of life lost）を比較してやはり飲酒は問題であると主張をしている．

PYLLとは「寿命損失の潜在的年数」と訳されているもので、ある人がある疾病により死亡したとき、その人がもしその疾病で死亡しなかったとして、あとどのくらい生きたかの年数をいう。早期死亡あるいは若年死亡による社会への損失を強調する指標である。

わが国における実状がどのようであるのか不明であるが、確かに、高齢者に多い死亡を低下させるよりは若年者に多い死亡を低下させる方が社会的には有利である。飲酒をすすめることによって少数であるとしても若年者の死亡のリスクを高めることは好ましくないという主張には頷けるものがある。この議論について、われわれはよく耳を傾け、その解釈については慎重でなければならないと思う。

## 文　献

1) 国税庁課税部酒税課：酒のしおり、平成12年2月（2000）
2) 石井裕正，編：アルコール医学・医療の新展開．医学のあゆみ 154：803-1001, 1990
3) アルコール関連障害とアルコール依存症，日本臨床 55(特別号)，1997
4) US Department of Health and Human Services：Ninth Special Report to the US Congress on Alcohol and Health, US National Institute on Alcohol Abuse and Alcoholism, ADAMAHA, 1997
5) Renaud S and, et al：Wine, alcohol, platelets and the French paradox for coronary heart disease. Lancet 339：1523-1526, 1992
6) 緊急企画「赤ワインフィーバー」と供給過多による「4月危機説」にマーケッティング担当者が答える：WANDS, 1998年3月号（No.170), pp. 4-9, 1998
7) Criqui MH：Alcohol and coronary heart disease risk：Implication for public policy. J Stud Alcohol 58：453-454, 1997

■ アルコール医療入門

# アルコールの吸収および代謝

奥山　啓二*
おくやま　けいじ

● アルコールは主に小腸で吸収され胃での吸収は遅く，空腹時や胃切除後などでは吸収が促進される．
● ADH・ALDHによるアルコール・アセトアルデヒドの酸化に伴いNADH/NAD$^+$比の増大（redox shift）が生じ，高脂血症・脂肪肝・低血糖・アシドーシスや高尿酸血症などの代謝障害をきたす．
● アルコール代謝の過程で産生されるアセトアルデヒドおよび酸化ストレスの増加が種々の臓器障害の主因となる．
● 常習飲酒によりアルコール代謝活性の強いMEOS，特にP-450 2E1が誘導され，アルコール耐性が生じるとともに薬物代謝も亢進し相互作用が増強される．
● アセトアルデヒドを主に代謝するALDH 2には欠損型が存在し，フラッシング反応により大量飲酒が抑制される．

**Key Words**　アルコール脱水素酵素（ADH），アルデヒド脱水素酵素（ALDH），redox shift，ミクロソームエタノール酸化酵素系（MEOS），チトクローム P-450 2E1，アルコール依存症，胃切除，薬物相互作用

## はじめに

エタノール（$C_2H_5OH$，分子量 46.07）は無色透明のきわめて水溶性の高い有機溶媒の一種で，単純拡散により濃度勾配に従い容易に生体膜を通過する．吸収されたエタノールは主に肝で代謝されるが，アルコール飲料，特に蒸留酒には通常の食品のようなビタミン・ミネラルなどは含まれず，その代謝過程でも生理的条件では生体維持に必須の栄養素を産生することがなく，エネルギー源としても非効率的であり，いわゆる empty calorie の典型である[1]．アルコールは嗜好品であるとともに薬理学的には中枢神経抑制薬に分類され，依存形成物質でもある．本項ではアルコールの吸収・代謝機構とともに，生体に及ぼす影響および薬物との相互作用について概説する．

## □ エタノールの消化管吸収・排泄

消化管各部位でのエタノールの吸収速度は，小腸＞胃＞大腸の順に速く，口腔がもっとも遅いとされ，通常経口摂取されたエタノールは口腔や食道粘膜からごくわずかに吸収された後，胃（約30％）および小腸（約70％）で大部分が1〜2時間以内に吸収され，大腸での吸収は実質的にはないとされている．したがって，エタノールの吸収にはアルコール飲料の種類・濃度や飲酒量・速度に加え，胃内容排出時間，胃内食物の有無（空腹時には吸収が速い）など，胃での条件が大きく関与する．特に胃切除術を受けた患者では，エタノールは速やかに小腸から吸収されるため，胃切除前に比べてエタノール血中濃度の上昇が速く，ピーク血中濃度も高くなる．この急峻なアルコール濃度の上昇は，より短期間の少ない飲酒量で中枢のアルコール耐性と依存性を進行させ，アルコール依存症の危険因子であると指摘されている[2]．

吸収されたエタノールは体内にほぼ均等に分布し，その大部分（90％以上）が肝臓で代謝されるが，一部（2〜10％）は呼気，尿，発汗により体外に排泄される．

## □ アルコールの代謝およびその生体に及ぼす影響

肝におけるアルコールの代謝経路には，1）アルコール脱水素酵素（alcohol dehydrogenase；ADH），2）肝ミクロソームエタノール酸化酵素系（microsomal ethanol-oxidizing system；MEOS），3）肝カタラーゼがあり，エタノールはこれらの酸化反応によってアセトアルデヒドへ，さらに，4）アルデヒド脱水素酵素（aldehyde

*国立アルコール症センター久里浜病院　内科

```
┌─────────────────────────────────────────────────────────────┐
│  1）アルコール脱水素酵素（ADH）                               │
│         CH₃CH₂OH + NAD⁺ ─────→ CH₃CHO + NADH + H⁺          │
│                            ADH                              │
│  2）ミクロソームエタノール酸化酵素系（MEOS）                   │
│         CH₃CH₂OH + NADPH + H⁺ + O₂ ──→ CH₃CHO + NADP⁺ + 2H₂O│
│                                  MEOS                       │
│  3）カタラーゼ（NADPH Oxidase + Catalase）                   │
│      1. NADPH + H⁺ + O₂ ─────→ NADP⁺ + H₂O₂                │
│      │                NADPH Oxidase                         │
│      +                                                      │
│      │                                                      │
│      2. CH₃CH₂OH + H₂O₂ ─────→ CH₃CHO + 2H₂O               │
│                           Catalase                          │
│  4）アルデヒド脱水素酵素（ALDH）                              │
│         CH₃CHO + NAD⁺ + H₂O ─────→ CH₃COOH + NADH + H⁺     │
│                            ALDH                             │
└─────────────────────────────────────────────────────────────┘
```

図1 肝におけるアルコール・アセトアルデヒドの代謝経路

dehydrogenase；ALDH）により酢酸に酸化される（図1）。生じた酢酸は主に末梢筋組織においてアセチルCoAに変換後，クエン酸サイクルに入ってエネルギーを産生しながら二酸化炭素と水にまで分解される．生体には，エタノールを貯蔵し必要に応じて代謝を行うような調節機構が存在しないため，いったん吸収されたエタノールはその血中濃度がゼロになるまで無調節に代謝される．アルコールの代謝においてはこの他にも通常の栄養素にはないいくつかの特徴がみられる．これらはアルコール依存症患者に限らず飲酒により必ず起こる現象であり，アルコールに関連した身体疾患を理解するうえで特に重要である．

### 1．NADH/NAD⁺比の増大（redox shift）

エタノールの酸化に伴い補酵素の還元型への偏位が生じる．前記の代謝経路のうち，1）ADHおよび，4）ALDHが触媒する二つの脱水素反応はともにNAD⁺依存性で補酵素のNAD⁺をNADHに還元する反応と共役しているため，大量のエタノール代謝は肝細胞内に多量のNADH産生をもたらし，NADH/NAD⁺比を増大（redox shift）させる．肝細胞での脂質，糖，アミノ酸，核酸などの代謝にはNAD⁺依存性の酵素反応が多く関与しているため，NADH/NAD⁺比の増大はこれらの代謝に影響し種々の障害をもたらす（図2）[1]．

（1）脂肪肝・高脂血症

NADHはミトコンドリア膜を通過できないためNADHの再酸化はミトコンドリア内膜の酵素（リンゴ酸—アスパラギン酸回路，グリセロール3リン酸—ジヒドロキシアセトンリン酸回路など）によって間接的に行われている．生体は通常の状態では脂肪酸のβ酸化によって生じるエネルギーを主なエネルギー源とし，クエン酸回路を経て生じた水素イオンが呼吸鎖の電子伝達系で利用されているが，アルコールの酸化によって生じた過剰な水素イオンがミトコンドリア内のNADHを増加させ，クエン酸回路の回転に必要なNAD⁺が不足する結果，クエン酸回路の機能が低下し，β酸化が阻害され脂肪酸の蓄積が起こる．一方，脂肪分解によって生じるグリセロールはα-グリセロリン酸から糖新生の重要な前駆物質であるジヒドロキシアセトンリン酸に酸化され，NAD⁺をNADHに還元する．その後グリセルアルデヒド3リン酸に変換され解糖系に入るが，NADH過剰の状態ではこの経路の糖新生が抑制されており（図3）[1]，脂肪酸の蓄積とあいまって中性脂肪・リポ蛋白（VLDL）合成が促進され大酒家の脂肪肝・高脂血症の原因となる．

逆に空腹時にはエネルギー源として脂肪酸のβ酸化とともに，主に肝ミトコンドリア内に局在しNAD⁺依存性のβ-ヒドロキシ酪酸脱水素酵素を介したケトン体の生合成も行われており，NADHの再酸化はほとんど進行し難いため，空腹時に飲酒した場合エタノールの酸化は強く抑制される．この場合はNAD⁺を補酵素としないMEOS活性（後述）がエタノール耐性に大きく影響すること

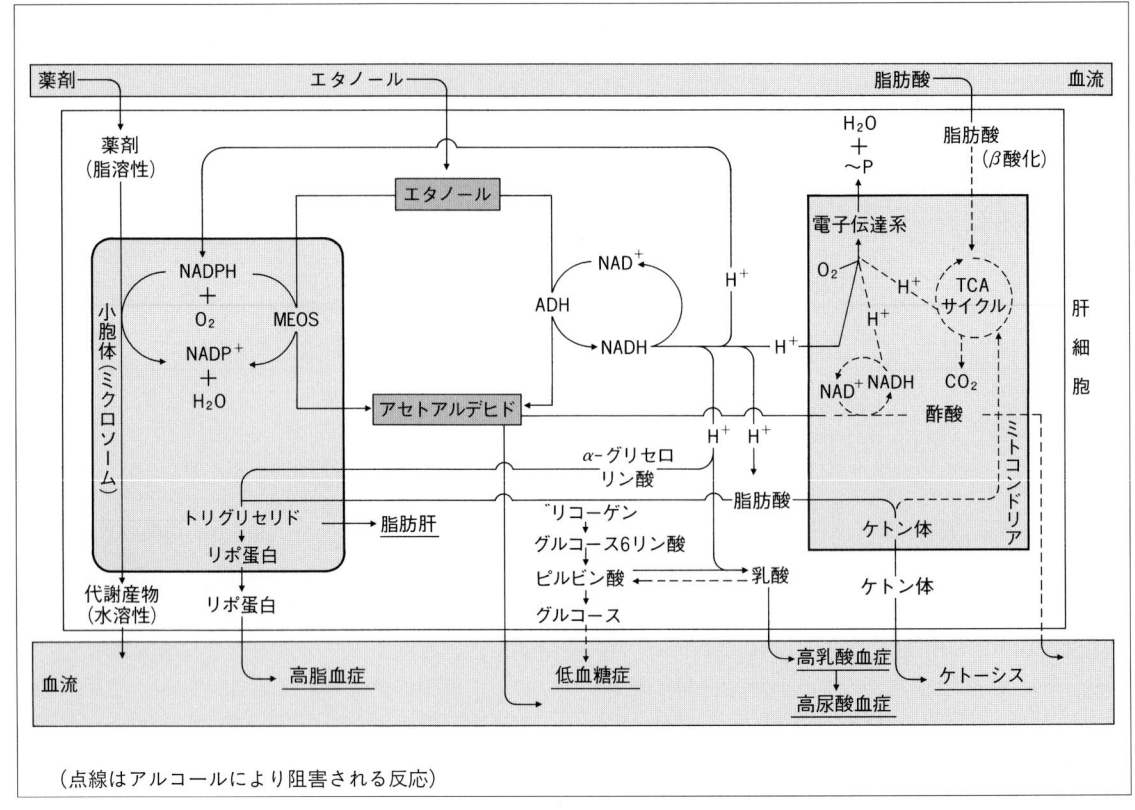

図2 エタノールの代謝に伴って起こる肝内代謝状態の変化（文献1)より一部改変）

(2) 低血糖・乳酸アシドーシス・高尿酸血症

肝のグリコーゲン量が減少している状態では，生体の，特に脳・赤血球へのブドウ糖供給を一定に保つために，グリセロール以外に乳酸やアミノ酸からも糖新生が行われるが，これらも NADH/NAD$^+$比の上昇により抑制され，アルコール性低血糖の原因となる．

乳酸からの糖新生は乳酸脱水素酵素により NAD$^+$依存性にピルビン酸に酸化される過程から始まり，クエン酸回路を経て最終的にホスホエノールピルビン酸となり，解糖系をさかのぼる形で糖新生に向かうが，NADH の増加により乳酸脱水素酵素の反応は乳酸の合成に傾くため，この系でも糖新生が抑制される．

さらに過剰の乳酸の蓄積は乳酸アシドーシスをきたすとともに腎からの尿酸排泄を抑制し，高尿酸血症や痛風発作を引き起こす一因となる．

種々のアミノ酸もアミノ基転移反応により生じた中間体（ピルビン酸，オキザロ酢酸，α-ケトグルタル酸，アセチル CoA，スクシニル CoA）がクエン酸回路を経て糖新生に利用される．この中で α-ケトグルタル酸は NADH/NAD$^+$比の上昇によりグルタミン酸の生成に進み糖新生よりはずれ，ピルビン酸からの糖新生やクエン酸回路そのものの機能も前記のように阻害されるため糖新生は強く抑制される（図3）．

(3) 活性酸素の産生

エタノールがアセトアルデヒド・酢酸を経てアセチル CoA に代謝される際に ATP から AMP が産生され，さらにヒポキサンチン，キサンチン，尿酸へと代謝される．このヒポキサンチンから尿酸への代謝は通常 NAD$^+$依存性のキサンチン脱水素酵素および非依存性のキサンチン酸化酵素を介して行われるが，エタノール代謝時には NAD$^+$非依存性のキサンチン酸化酵素が優位に働く結果，活性酸素が産生され酸化ストレスを生じ肝障害の一因となる．

2．MEOS 活性の誘導

肝ミクロソーム（小胞体分画）に存在するチト

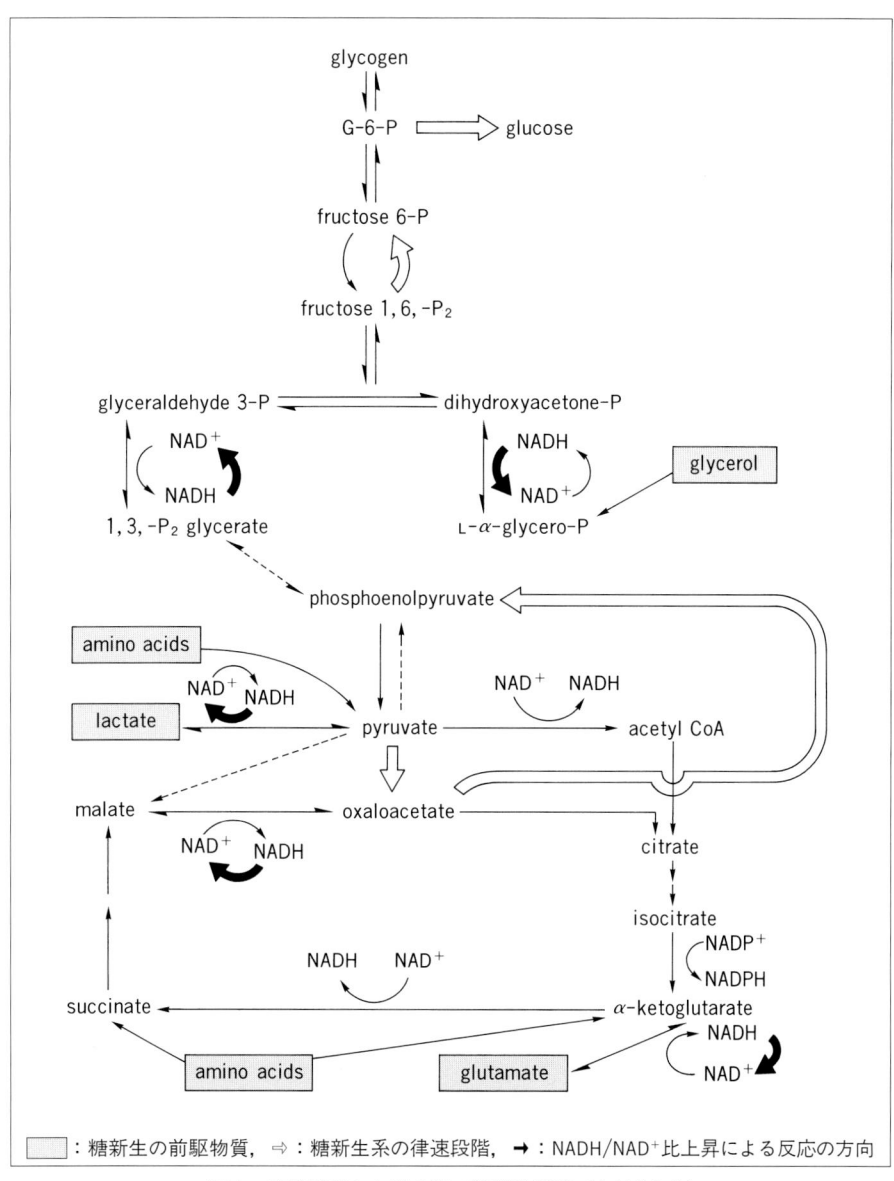

図3 空腹状態における肝の糖新生経路（文献1)より）

クロームP-450は複数の酵素群より構成され，エタノール酸化能を有しアセトアルデヒドを産生することが知られ，肝ミクロソームエタノール酸化酵素系（MEOS）と呼ばれている[3]．その分類はアミノ酸1次構造や塩基配列の相同性によりなされ，一般的には3-メチルコランスレンにより誘導されるものを1群，フェノバルビタールにより誘導されるものを2群，ステロイドにより誘導されるものを3群，クロフィブレートにより誘導されるものを4群と呼んでいる．

アルコール代謝活性の強いP-450は2群に属し，特にP-450 2E1はアルコール・アセトンなどで誘導され，長期の飲酒後や糖尿病で活性が増加する．また，P-450 2E1の他，P-450 1A2やP-450 3A4もアルコール代謝活性を有し，MEOS活性に寄与することが知られている．常習飲酒家で次第に飲酒量が増加する現象（アルコール耐性）はこのMEOS活性の誘導に起因し，飲酒量の増加およびアルコール代謝の亢進はすなわち毒性の強いアセトアルデヒドの産生の増加につながり，臓器障害の危険性が高まることになる．P-450の代謝回転速度は15～40時間と短いため，断酒した場合

表1 ヒトADHの分類

| クラス | サブユニット | 遺伝子 | アイソザイム | Km値 (ethanol) | 臓器分布 |
|---|---|---|---|---|---|
| I | $\alpha$ | ADH 1*1 | $\alpha\alpha, \alpha\beta_1, \alpha\beta_2,$ $\alpha\beta_3, \alpha\gamma_1, \alpha\gamma_2,$ $\beta_1\beta_1, \beta_1\beta_2, \beta_1\beta_3,$ $\beta_2\beta_2, \beta_2\beta_3, \beta_3\beta_3,$ $\beta_1\gamma_1, \beta_1\gamma_2, \beta_2\gamma_1,$ $\beta_2\gamma_2, \beta_3\gamma_1, \beta_3\gamma_2,$ $\gamma_1\gamma_1, \gamma_1\gamma_2, \gamma_2\gamma_2$ | $\alpha\alpha$ : 4.2 mM $\beta_1\beta_1$ : 1.8 mM $\beta_2\beta_2$ : 3.1 mM $\gamma_1\gamma_1$ : 1.0 mM $\gamma_2\gamma_2$ : 0.6 mM $\beta_3\beta_3$ : 64 mM | 肝・肺・腎・胃・小腸・皮膚 |
| I | $\beta_1, \beta_2$ $\beta_3$ | ADH 2*1, ADH 2*2 ADH 2*3 | | | |
| I | $\gamma_1, \gamma_2$ | ADH 3*1, ADH 3*2 | | | |
| II | $\pi$ | ADH 4*1 | $\pi\pi$ | 34 mM | 肝・肺・腎・胃・小腸・皮膚 |
| III | $\chi$ | ADH 5*1 | $\chi\chi$ | 1000 mM | 全組織 |
| IV | $\sigma$ | ADH 7*1 | $\sigma\sigma$ | 580 mM | 口腔・食道・胃 |
| V | ― | ADH 6*1 | ― | ― | 胃・肝 |

―:不詳 (文献5)より一部改変)

は約1週間でもとに戻るとされている.

これに対し,3)カタラーゼはペルオキシソームのマトリックスに局在するヘム酵素で$H_2O_2$の存在下にエタノールを酸化し得るが,その反応は$H_2O_2$の供給が律速段階となっており生体内でのエタノール代謝における意義は小さいと考えられている.

P-450はチトクロームP-450 NADPH還元酵素と複合体を形成して初めて酵素活性が発現し,P-450 2E1がエタノールを酸化する場合,このチトクロームP-450 NADPH還元酵素がNADPHをNADP$^+$に変換する際に生じる電子を利用してP-450 2E1がエタノールを酸化する単一電子伝達系をとる.P-450の生理作用はステロイドホルモンの代謝や胆汁酸の合成,VitAやVitD$_3$の活性化,エイコサノイドの生合成など多岐にわたるが,P-450 2E1は特にエタノールも含めたxenobiotics(薬物・毒物など生体異物の総称)の代謝に関与するため,アルコールと薬物の相互作用が生じる(後述).また基質を代謝する際に活性酸素やフリーラジカルを産生することが知られており,これらの酸化ストレスの増大が肝をはじめとした細胞障害の機序として大きな注目を集めている.

### 3.毒性の強いアセトアルデヒドの産生

ADHはNAD$^+$を補酵素とし種々のアルコールを可逆的にアルデヒドに酸化するエタノール代謝の主要酵素であり,通常の飲酒では全エタノール代謝の約80%を占め,残りの約20%はMEOSによる.ADH活性は70〜80%が肝細胞質に分布するほか,胃・小腸・肺・腎や皮膚などにも分布している.近年,胃粘膜に存在するADHによりエタノールが一部分解される,いわゆる初回通過効果(first-pass metabolism)が注目されたが,この効果はエタノール0.15 g/kg程度のごく少量の飲酒(いわゆるsocial drinkingの程度)で見られるのみで,常習飲酒家では意義は少ないと考えられる[4].ADHのエタノールに対するKm値(Vmaxの1/2の速度のときの基質濃度)は約1〜2 mMとMEOSの8〜10 mMより低く,少量の飲酒で作用する.産生されるアセトアルデヒドはきわめて反応性に富み,前述のMEOSの誘導によるアセトアルデヒドの産生亢進やMEOSおよび酢酸代謝の過程で生じる酸化ストレスの増大とともにアルコールによる臓器障害の主因をなすと考えられている.また,ADHはVitAから細胞の分化を司る重要な物質であるレチノイン酸のVitAからの産生にも関与する.臓器障害の詳細については別項を参照されたい.

ADHには6個の独立した遺伝子座の産物である6種の蛋白サブユニット($\alpha$, $\beta$, $\gamma$, $\pi$, $\chi$, $\sigma$)が知られており,1次構造や生化学的・免疫学的特性より四つのクラスに分類(クラスV(ADH 6)は遺伝子のみ同定)されている(表1)[5].エタノールに親和性が高くその代謝に重要なクラスI ADHのうち,$\beta$, $\gamma$サブユニットにはそれぞれ$\beta_1$, $\beta_2$, $\beta_3$, $\gamma_1$, $\gamma_2$のサブタイプが存在し,各クラスでダイマーを形成し活性を示す.これらのアイソザイムはエタノールの代謝や肝障害の個人差を説明し得るものとして注目されている.特にADH 2*2でコードされる$\beta_2$はADH 2*1でコードされる$\beta_1$に

表2 ヒトALDHの分類

| クラス | アイソザイム | サブユニット分子量（kDa） | 蛋白分子 | Km値（acetaldehyde） | 遺伝子 | 染色体上の位置 |
|---|---|---|---|---|---|---|
| 1 | ALDH 1 | 54 | 四量体 | 30 $\mu$M | ALDH 1*1 | 9q21 |
| 2 | ALDH 2 | 54 | 四量体 | 3 $\mu$M | ALDH 2*1 | 12q24 |
|   |   |   |   |   | ALDH 2*2 |   |
| 3 | ALDH 3 | 54 | 二量体 | 83 mM | ALDH 3*1 | 17 |
| 4 | ALDH 4 | 76 | 二量体 | 5 mM | ALDH 4*1 | 9 |
| 5 | ALDH 5 | 54 | — | — | ALDH 5*1 | 9p13 |
| 6 | ALDH 6 | 54 | — | — | ALDH 6*1 | 15q26 |

（文献[7]より一部改変）

比べてエタノール酸化能が高いとされ，摂取されたエタノールが速やかにアセトアルデヒドに代謝されるため肝障害の進展に関与する可能性があるが，現時点では一定の成績は得られていない．また，Higuchiら[6]によれば日本人のADH遺伝子発現頻度は健常者ではADH 2*1/2*1：7.2%，ADH 2*1/2*2：34.7%，ADH 2*2/2*2：58.1%であるが，アルコール依存症患者ではADH 2*1をもつ者の比率が非常に高く，ADH 2*2をもつ者の比率が低いことを見い出し，ADH 2*1はアルコール依存症の危険因子と考えられるが，その理由は明らかにされていない．

□ アセトアルデヒドの代謝

エタノールの代謝により産生されたアセトアルデヒドは，ALDHによりNADH/NAD$^+$比の上昇を伴い不可逆的に酢酸に代謝され，一部には細胞質に局在するアセトアルデヒド酸化酵素が関与する．P-450 2E1もアセトアルデヒドの代謝に関与するとの報告もあるが，エタノールの存在下ではアセトアルデヒドの酸化は強く抑制され，その意義は少ないとされる．

ALDHはその生化学的特性，1次構造や遺伝子の相同性などから六つのクラスに分類されている（表2）[7]．このうちアセトアルデヒドの代謝に関与するのは主に肝細胞質に存在するALDH 1およびミトコンドリアに存在するALDH 2である．ALDH 2はアセトアルデヒドに対する親和性が強く，Km値は約3 $\mu$Mと低くlow Km ALDHと呼ばれ，これに対しALDH 1はKm値が約30 $\mu$Mと高い．すなわち少量の飲酒ではALDH 2が主に作用し，多量に飲酒しアセトアルデヒド濃度が上昇した場合ALDH 1が関与する．

アルコール代謝酵素の遺伝的変異によって生じる現象のなかでもっとも一般に知られているのは，飲酒後の顔面紅潮・心悸亢進・血圧低下・頭痛・悪心などの症状（いわゆるフラッシング反応）の出現に個人差があることであろう．この現象はALDH 2の遺伝子多型により生じ，ALDH 2*1（活性型）およびALDH 2*2（非活性型）の組み合わせにより3型（ALDH 2*1/2*1，2*1/2*2，2*2/2*2）存在し，ALDH 2*2が優性遺伝することがわかっている．後の二者（ALDH 2欠損型）がフラッシング反応を示し，ALDH 2*1/2*2の個体はビール大瓶程度ならゆっくり飲める人，ALDH 2*2/2*2はビールをコップ半杯程度がやっとの人に相当する．日本人の遺伝子出現頻度はそれぞれ58.1%，35.1%，6.7%程度であるが，アルコール依存症患者では87.8%，12.2%，0%とALDH 2*2のホモ接合体は皆無であり[6]，ALDH 2*2はフラッシング反応を生じることにより大量飲酒を抑制していると考えられている．

□ アルコール代謝と薬物の相互作用

アルコールと薬物の相互作用はアルコール代謝に薬物が影響する場合と，薬物の代謝にアルコールが影響する場合に分けて考えると理解しやすい．

**1．アルコール・アセトアルデヒドの代謝に及ぼす薬物の影響**

H$_2$ブロッカーは飲酒家に見られる胃粘膜病変に対してしばしば投与される薬剤である．以前からシメチジンがアルコール代謝を遷延させることが指摘されており，その機序としてはP-450活性の阻害によると推定されていたが，近年胃粘膜のfirst-pass metabolismの存在が注目された結果，胃粘膜におけるADHの阻害作用（first-pass metabolismの抑制）によるものと考えられており[8]，シメチジンの連用者の飲酒には注意を要す

る．ファモチジンにはこの阻害作用はみられないという．

アルコール依存症患者の断酒指導に際してALDH阻害作用を持つジスルフィラムやシアナミドが用いられるが，セフェム系抗生物質や経口糖尿病薬のクロルプロパミド，トルブタミドなども弱いながらALDH阻害作用を有し，内服後の飲酒によりアセトアルデヒドの代謝が遅延し，ジスルフィラム様作用（すなわち前記のフラッシング反応）を呈することがあり飲酒者への投与には注意を要する．

## 2．薬物代謝に及ぼすアルコールの影響

肝で代謝を受ける種々の薬物にはMEOSにより不活性化される薬物が多く，アルコール代謝の影響を受ける．この相互作用は飲酒中や飲酒直後（アルコール存在下）と常習飲酒家の非飲酒時とでは大きく異なる[3]．

### (1) アルコール存在下の相互作用

飲酒中や飲酒直後すなわちMEOSがエタノールを代謝している場合，MEOSによる薬物の代謝が拮抗阻害を受け，半減期が延長することにより薬効が増強する可能性がある．その程度は薬物の代謝にMEOSがどの程度関与するかにより大きく異なってくる．この種の薬剤としてはジアゼパムなどの鎮静催眠剤，抗うつ薬のMAO阻害剤，クロルプロマジンなどの抗精神薬，フェニトインなどの抗けいれん薬，抗凝固剤のワーファリン，トルブタミドなどの経口糖尿病薬，プロプラノロールなどのβブロッカーなど臨床上多用される薬剤が少なくない．

### (2) 常習飲酒家の非飲酒時の相互作用

常習飲酒によりMEOS活性が誘導を受け著しく増加した場合，非飲酒時にはアルコールとの競合がないため薬物の半減期が短縮し薬効の減弱がみられる．前記の薬剤はすべてこの相互作用を起こし得るが，特に常習飲酒家に経口糖尿病薬や抗凝固剤を投与する場合の投与量の設定や，入院治療を行う場合（すなわち断酒直後）の薬剤の選択には注意を要する．さらに，MEOS活性の誘導がアセトアミノフェン，四塩化炭素，麻酔薬（ハロセン・エンフルレン）などの肝毒性代謝産物の増加につながり薬剤性肝障害の原因となり得ることや，ニトロサミンなどの発癌性に関与することが知られている[3]．

## おわりに

アルコールの吸収・代謝機構，生体への影響および薬物との相互作用について概説した．アルコール代謝の主体は肝であるが，アルコールによる障害は代謝過程で生じる脂質・糖質・アミノ酸や核酸代謝障害などの可逆的な障害から，別項で述べられるアセトアルデヒドや酸化ストレスの増加が加わったほぼ全身に及ぶ臓器障害まで，多彩なスペクトラムを呈することが多い．アルコール依存症に対してのみならず，日常診療での患者指導においてもアルコール代謝に関する知識は不可欠と考える．

## 文 献

1) 石井裕正：アルコール内科学 臓器障害と代謝異常の臨床．医学書院，東京，1981

2) Yokoyama A, Takagi T, Ishii H, Wada N, Maruyama K, Takagi S, Hayashida M：Gastrectomy enhances vulnerability to the development of alcoholism. Alcohol 12：213-216, 1995

3) Lieber CS：Microsomal ethanol-oxidizing system (MEOS)：the first 30 years (1968-1998)-a review. Alcohol Clin Exp Res 23：991-1007, 1999

4) Yin S-J, Liao C-S, Wu C-W, Li T-T, Chen L-L, Lai C-L, Tsao Y-Y：Human stomach alcohol and aldehyde dehydrogenases：comparison of expression pattern and activities in alimentary tract. Gastroenterology 112：766-775, 1997

5) 原田勝二：アルコール脱水素酵素（ADH）．日本臨床 55(特別号)：28-34，1997

6) Higuchi S, Muramatsu T, Matsushita S, Murayama M, Hayashida M：Polymorphisms of ethanol-oxidizing enzymes in alcoholics with inactive ALDH 2. Hum Gen 97：431-434, 1996

7) 原田勝二：アルデヒド脱水素酵素（ALDH）．日本臨床 55(特別号)：35-39，1997

8) Mirmiran-Yazdy SAA, Haber PS, Korsten MA, Mak KM, Gentry RT, Batra SC, Lieber CS：Metabolism of ethanol in rat gastric cells and its inhibition by cimetidine. Gastroenterology 108：737-742, 1995

■ アルコール医療入門

# 急性アルコール中毒

米田　順一*
よねだ　じゅんいち

- 急性アルコール中毒は酩酊の延長線上にある．
- 血中アルコール濃度と臨床症状は相関する．
- いわゆるイッキ飲みは絶対にいけない．
- 急性アルコール中毒の救急でまず必要なことは，他の疾患の救急と同じく A(air way) B(breath) C(circulation) である．
- 意識障害についてはアルコールによる意識障害であると簡単に評価しないで，意識障害を引き起こす疾患の鑑別に努めなければならない．

**Key Words**　酩酊，血中アルコール濃度，意識障害，A(air way) B(breath) C(circulation)

## □ 急性アルコール中毒

急性アルコール中毒は，1979年のアルコール中毒診断会議により出された診断基準によれば，アルコールの摂取により生体が，精神的，身体的影響を受け，一過性に意識障害を生ずるものであり，通常は酩酊と称される，とされている．また酩酊の分類はBinderの3分類法を採用し，酩酊を普通酩酊と異常酩酊に分け，異常酩酊をさらに，病的酩酊と複雑酩酊に分けている（表1）．このうち異常酩酊は一般臨床で問題となることは少なく，酩酊時に起こった犯罪などに対する精神鑑定時には必要となってくる概念である．そして一般臨床で問題となる急性アルコール中毒について，杠は，普通酩酊の延長線上にあるとは言え，意識障害とともに，運動失調や嘔吐を伴い，身体に危険の迫った状態を漠然と指しているようである，と述べている[1]．

## □ アルコール血中濃度と臨床症状

経口摂取されたアルコールが上部消化管より吸収されることにより，血中アルコール濃度が上昇していく．このアルコール血中濃度と臨床症状には相関があると言われている（表2）．アルコールの作用は中枢神経抑制作用であり，その抑制作用は，まず高次脳機能から抑制されていく，少量の飲酒では，大脳前頭葉の機能低下に基づく脱抑制として説明される，多幸感，多弁，ほろ酔い気分

となる．そして，さらに血中濃度が高まるにつれ，徐々に下位中枢神経系へと抑制が広がっていく．情動行動の失調や自発性の低下，運動障害や歩行失調などは大脳辺縁系や小脳の機能抑制の結果起こっていると考えてよい．また嘔気や嘔吐も起こってくる．さらにアルコール血中濃度が上昇すると，昏睡状態となり，刺激にも反応せず，自発運動もなくなる．つまり脳幹部のみがかろうじて働いている状態となるが，さらにアルコール血中濃度が高まると，脳幹部の機能さえも抑制され，呼吸停止を起こし死に至るのである．一般的にアルコール血中濃度と臨床症状は相関すると言われるが，実際は個人差があり，性差や年齢などによっても臨床症状の出方に影響を及ぼすことがある．また，アルコール大量慢性摂取者では，アルコールに対して耐性が生じていることもあり，そのような場合には，アルコール血中濃度より臨床症状が軽目に評価されることもある．

では，急性アルコール中毒であると評価できる血中アルコール濃度の目安についてであるが，本来の飲酒の目的とは違った臨床症状である身体的影響（運動障害や嘔気，嘔吐など）が生じてくる，0.16%以上の血中濃度になった時であると言ってもよいと考えられる．ちなみに簡単な概算では，ビール500 m*l* 缶1本と日本酒1合とウイスキーダブル（60 m*l*）1杯がだいたい同じアルコール量と

---

\* 国立アルコール症センター久里浜病院　アルコール科

表1 急性アルコール中毒の診断基準

1) 普通酩酊（精神疾患として扱う普通酩酊）
　以下のa, b, cのすべてが該当すること．
a．過去数時間以内に行われた飲酒が確認され呼気にアルコール臭があること．
b．次の2項目のうち一つが確認されること．
　Ⅰ) 飲酒に起因した非病巣性神経学的徴候を有すること．例えば運動失調，不明瞭な言語，不確実な歩行，眼振，昏睡などを有すること．
　Ⅱ) アルコール酩酊を示す行動上の諸徴候を有すること．例えば不適当な泣き笑い，声高い話し方，多弁，好戦的行動，性欲亢進，所構わず寝るなど当人にとってふさわしくない行動上の徴候である．
c．内科的疾患，神経学的疾患，精神科的疾患，他の薬物中毒などの存在が否定されること．
　ただしアルコール精神疾患として扱う普通酩酊は大量飲酒による昏睡など高度の意識障害を呈するものに限局する．

2) 異常酩酊
　通常の急性アルコール中毒とは，質的量的に著しく異なる酩酊の状態が出現する場合をいい病的酩酊および複雑酩酊に区分する．異常酩酊は，せん妄，失見当識，著しい興奮などがみられるため，アルコール精神疾患として扱う．
　病的酩酊はアルコールに対する生物学的特異反応であり，複雑酩酊は性格などに基づく心理的な反応である．
a．病的酩酊
　Ⅰ) 飲酒中ないし飲酒直後に著明な行動上の変化が出現すること．例えば，当人の非飲酒時には見られない精神病的反応で，攻撃的ないし暴力的行動性の亢進が認められる．しかし，その際，非病巣性神経学的徴候を欠く．
　Ⅱ) その反応の時間や常軌を逸した行動について追想障害を残している．
　Ⅲ) 病的酩酊には妄想型とせん妄型が存在する．妄想型の場合，気分は不安苦悶状で疎通性に欠き，せん妄型では離脱期せん妄に似た運動，不安，幻覚を生ずるもので両者とも見当識が著しく侵され，周囲の状況の認識を欠く．
　Ⅳ) 飲酒量は必ずしも大量でなく純アルコールに換算して約100gを超えないこと．
b．複雑酩酊
　通常の酩酊の程度の量的に異なる酩酊であり，飲酒および飲酒後の興奮が著しく強度でかつ長い．しばしば粗暴な攻撃行為または性的露出，性的加害行動が行われるが，その行為は状況からある程度理解でき，当人の非飲酒時の性格とまったく無関係とはいえない．さまざまの酩酊時についての追想障害がみられる場合がある．

(文献[2]より引用)

表2 血中アルコール濃度と臨床症状

| 血中アルコール濃度 | 区分 | 臨床症状 |
| --- | --- | --- |
| 0.02〜0.04% | 微酔爽快期 | 気分さわやか　活発な態度 |
| 0.05〜0.10% | ほろ酔い初期 | ほろ酔い気分．脈拍数，呼吸数が早くなる．話はなめらかになり，抑制がとれる． |
| 0.11〜0.15% | ほろ酔い極期 | 気が大きくなり，自己抑制がとれる．立てばふらつく． |
| 0.16〜0.30% | 酩酊極期 | 運動障害が出現する．まともに歩けない（千鳥足）．呼吸促拍，嘔気，嘔吐． |
| 0.31〜0.40% | 泥酔期 | 歩行困難．転倒すると起きあがれない．意識混濁，言語支離滅裂． |
| 0.41〜0.50% | 昏睡期 | 昏睡状態．糞便失禁．呼吸麻痺をきたし死亡する危険大． |

(文献[1]より引用)

考えられ，空腹時に短時間で摂取した場合，その後に達する最高アルコール血中濃度がだいたい0.05％である．さらに付け加えるならば，ウイスキーボトル3/4～1本を短時間で摂取すれば昏睡状態になったり死に至る可能性のあるアルコール血中濃度に達する．しかし，それぞれ個人差があることに注意する必要がある．それより少ない量のアルコール摂取でも症状の出現する可能性がある．

また，空腹時のアルコール摂取ではアルコールの吸収が早まり，食事中や，食後のアルコール摂取では吸収が遅くなる．通常30分～90分で最高に達する．さらに，吸収や代謝の関係から，同じ量のアルコール摂取でも，短時間で摂取する方が，長時間かけるより，アルコール血中濃度はより早く最高濃度に達し，最高濃度も高くなる．いわゆるイッキ飲みの問題がここにある．学生のコンパや職場の飲み会などで，いわゆるイッキ飲みによる，急性アルコール中毒により死に至ったとの報道は，新入学，入社シーズンだけでなく，たびたび，マスコミなどで取り上げられているのは，非常に残念である．短時間の飲酒により，急激に血中アルコール濃度が高まることにより，重篤な臨床症状が急に出現してくるのである．

## □ 急性アルコール中毒の治療

急性アルコール中毒の救急に対しては，呼吸管理と急性循環不全に対しての治療が必要である．つまり，その他の疾患での救急治療と同様であり，A(air way) B(breath) C(circulation) がまず必要である．

急性アルコール中毒で死因となるもの（呼吸抑制，嘔吐物の誤嚥による窒息，頭部外傷，低体温よりの致死的不整脈など）の管理および意識障害を起こす疾患（糖尿病性昏睡，消化管出血，心筋梗塞，肝障害，低血糖，急性薬物中毒など）との鑑別が必要となってくる．気道確保，呼吸管理，血管確保を含む循環管理を行い，可能なら本人または付き添い人よりの飲酒量のチェックや外傷の有無の聴取を行い，バイタルサインのチェック，血液検査（血算，電解質，血糖，肝機能値，血中アルコール濃度，血液ガス），尿検査，尿量チェック，心電図，頭部CTなどを行う．呼吸抑制がある場合，気管内挿管や，さらに人工呼吸器管理が必要となってくる．また，低体温を防ぐため，保温に努める．嘔吐物の誤嚥にも注意する必要がある．意識障害についてはアルコールによる意識障害であると簡単に評価しないで，意識障害を引き起こす疾患の鑑別に努めなければならない．

アルコールを長期間にかつ大量に使用していた人が，急性アルコール中毒になった場合，慢性的なビタミン欠乏（特にビタミン$B_1$）の可能性があるため，ビタミンの補給（特にビタミン$B_1$）を行い，Wernicke脳症やその他，代謝性の脳症の発症を防ぐことが必要である．また慢性大量飲酒者では，急激にアルコール血中濃度が下がることによって生じる離脱症状（禁断症状），特に，なかでもアルコール離脱振戦せん妄やアルコール性てんかんの出現を防ぐため，ジアゼパムの経口投与（10～30 mg/日）や筋肉注射（10～30 mg/日）を行う必要がある．

また救命し得た急性アルコール中毒患者のなかで，急性アルコール中毒を繰り返す場合や急激なアルコール血中濃度低下によって明らかな身体的な離脱症状が出現した場合は，アルコール専門治療機関への紹介が望ましい．後者の場合，アルコール依存症と診断するのは比較的容易であると考えられるし，前者の場合でも，アルコール依存症がまだ発症していないとしても，発症を未然に防ぐ意味からも，適切な医療的アプローチが必要であると考えられるからである．

以上，急性アルコール中毒について述べた．

### 文　献

1) 杠　岳文：急性アルコール中毒．厚生省保健医療局精神保健課監修．我が国のアルコール関連問題の現状．厚健出版，東京，1993

2) アルコール中毒診断会議：アルコール精神疾患の現状と基準．厚生問題研究会，東京，1979

■ アルコール医療入門

# アルコール離脱症候群

中根　潤*
なかね　じゅん

- 依存には精神的な依存と身体的な依存がある．離脱症候群は身体的な依存の存在を示す．
- アルコール離脱症候群の症状は，自律神経症状，精神症状を中心とした多彩なものである．
- アルコール離脱症候群はその出現を前期と後期に分けて考える．
- 治療は速やかに薬物による置換を行い，症状の進行を予防することが重要である．

**Key Words**　アルコール離脱症候群，精神依存，身体依存，振戦せん妄

## □　概　念

　アルコール依存を含む物質依存が存在する時，その依存を便宜上精神的な依存と身体的な依存に分けて考えることがある．精神的な依存とはその物質を摂取することへの強迫的な要求，物質摂取の抑制の障害などで示される．それに対して，身体的な依存とはその物質の摂取を中断，もしくは減量した場合の身体的に不快な症状の存在によって示される．離脱症候群，もしくは退薬症候群と呼ばれるものはこのような症状を指して呼んでいる．俗に禁断症状ともいうが，完全な物質摂取の「禁断」に至らずとも症状の出現をみることから，離脱と呼ぶ方がより適切である．逆に言えばこれら離脱症状の出現が認められれば，身体依存が存在するといえる．一般に物質依存では先の精神依存の存在は必須であるが，その依存性物質における身体依存の程度はさまざまである．おもな依存性物質のなかであへん類の身体依存がもっとも強いといわれるが，アルコールもバルビツール系薬物と並び，それに次ぐ身体依存を示すとされる[1]．そのためアルコール依存症，大量飲酒者の臨床において，離脱症状の理解と管理は重要である．

## □　症　状

　アルコール離脱症候群の症状は多彩である．その発現の様式としては一般に自律神経症状が先行し，その後，不安焦燥，意識障害，振戦せん妄などへと進行するとされる．これらをその出現時期から，早期離脱症候群，後期離脱症候群の2期に分けることが多い[2]．早期離脱症候群は飲酒を止めてから48時間以内に起こり，まず動悸，高血圧，頻脈，発汗，吐き気，食欲不振などの症状が出現する．その後に手指の振戦，筋攣縮，全身性の強直間代性けいれん（いわゆるrum fit）がみられる．この場合のけいれんは重積状態になることは稀で，その後，脳波異常もほぼないとされる[3]．また精神症状としては不安焦燥，イライラ，音への易刺激性，抑うつ，不眠，などが比較的早期からみられる．その後に錯覚，幻覚などを見る場合もある．後期離脱症候群はそれに引き続いて起こり，発熱，発汗，頻脈などの自律神経の興奮とともに，不穏，興奮，失見当識，幻覚，意識障害などを伴う振戦せん妄がみられる．特徴的な症状として小動物視や小人幻覚（壁や床，空中などに蜘蛛や蟻のような小動物や小人が多数うごめいて見える），壁のしみなどが人の顔などに見えるパレイドリア，リープマン現象（患者の両眼瞼の上から眼球を軽く圧迫して，患者に暗示を与えると幻視を生み出すことができる現象），作業せん妄（日常，患者が職業上や生活上行っている行為，例えば釘を金槌で打つ動作などを大工の患者が意識障害下に再現する）などが出現する場合もある．後期離脱症候群は飲酒停止後48から96時間以内に発生し得るとされるが，症例による個人差が大きく，発症後1ヵ月近く遷延することもある．また，脱水，低栄養，電解質異常，糖尿病などの重篤な合併症がある場合，適切な処置がなされないと死亡する場合もある[4]．振戦せん妄が回復期に入ると患者は深い眠りに入り，その後，諸症状が消退する．

* 国立アルコール症センター久里浜病院　精神科

表1 CIWA-Ar (Clinical Institute Withdrawal Assessment Scale for Alcohol revised form)

| | |
|---|---|
| NAUSEA AND VOMITTING—As "Do you feel sick to your stomach? Have you vomited?" Observation.<br>0 no nausea and no vomitting<br>1 mild nausea with no vomitting<br>2<br>3<br>4 intermittent nausea with dry heaves<br>5<br>6<br>7 constant nausea, frequent dry heaves and vomitting | AUDITORY DISTURBANCES—Ask "Are you more aware of sound around you? Are they harsh? Do they frighten you? Are you hearing anything that is disturbing to you? Are you hearing things you know are not there?" Observation.<br>0 not present<br>1 very mild harshness of ability to frighten<br>2 mild harshness or ability to frighten<br>3 moderate harshness or ability to frighteni<br>4 moderately severe hallucinations<br>5 severe hallucinations<br>6 extremely severe hallucinations<br>7 continuous hallucinations |
| TREMOR-Arms extended and fingers spread apart. Observation.<br>0 no tremor<br>1 not visible, but can be felt fingertip to fingertip<br>2<br>3<br>4 moderate, with patient's arms extended<br>5<br>6<br>7 severe, even with arms not extended | VISUAL DISTURBANCES—Ask "Does the light appear to be too bright? Is its colour different? Does it hurt your eyes? Are you seeing anything that is disturbing to you? Are you seeing things you know are not there?" Observation.<br>0 not present<br>1 very mild sensitivity<br>2 mild sensitivity<br>3 moderate sensitivity<br>4 moderately severe hallucinations<br>5 severe hallucinations<br>6 extremely severe hallucinations<br>7 continuous hallucinations |
| PAROXYSMAL SWEATS—Observation.<br>0 no sweat visible<br>1 barely perceptible sweating, palms moist<br>2<br>3<br>4 beads of sweat obvious on forehead<br>5<br>6<br>7 drenching sweats | HEADACHE, FULLINESS IN HEAD—Ask "Does your head feel different? Does it feel like there is a band around your head?" Do not rate for dizziness or lightheadedness. Otherwise, rate severity.<br>0 not present<br>1 very mild<br>2 mild<br>3 moderate<br>4 moderately severe<br>5 severe<br>6 very severe<br>7 extremely severe |
| ANXIETY—Ask "Do you feel nervous?" Observation.<br>0 no anxiety, at ease<br>1 mildly anxious<br>2<br>3<br>4 moderately anxious, or guarded, so anxiety is inferred<br>5<br>6<br>7 equivalent to acute panic states as seen in severe delirium or acute schizophrenic reactions | ORIENTATION AND CLOUDING OF SENSORIUM—Ask "What day is this? Where are you? Who am I?"<br>0 oriented and can do serial additions<br>1 cannot do serial additions or is uncertain about date<br>2 disoriented for date by no more than 2 calendar days<br>3 disoriented for date by more than 2 calendar days<br>4 disoriented for place and/or person |
| AGITATION—Observation.<br>0 normal activity<br>1 somewhat more than normal activity<br>2<br>3<br>4 moderately fidgety and restless<br>5<br>6<br>7 paces back and forth during most of the the interview, or constantly thrashes about | |
| TACTILE DISTURBANCES—Ask "Have you any itching, pins and needles sensations, any burning, any numbness or do you feel bugs crawling on or under your skin?" Observation.<br>0 none<br>1 very mild itching, pines and needles, burning or numbness<br>2 mild itching, pines and needles, burning or numbness<br>3 moderate itching, pines and needles, burning or numbness<br>4 moderately severe hallucinations<br>5 severe hallucinations<br>6 extremely severe hallucinations<br>7 continuos hallucinations | |
| TOTAL CIWA-Ar SCORE_____ /Maximum Possible Score 67 | Rater's initial_____ |

さらに離脱症状を診断,治療する場合には,合併症による症状の修飾を考慮しなければならない.代表的なものとして,肝障害による肝性脳症,ビタミン $B_1$ 欠乏によるウェルニッケ脳症,高血糖,または低血糖による意識障害,頭部外傷による硬膜下血腫,ごく稀にペラグラなどがある.また患者にすでに投与されている $H_2$ ブロッカーや精神安定剤,睡眠薬などによっても意識障害が起こる可能性がある.

これら離脱症状を定量的に評価する方法として CIWA-Ar (Clinical Institute Withdrawal Assessment Scale for Alcohol, reviced form)などがあり臨床や研究面で利用されている[5](表1).

離脱症状の出現する機序については諸説あるが確定的なものはない.振戦や幻覚などが出現することから,黒質-線条体系などドパミン系の神経系が関与していると考えられ,また離脱期に髄液中のHVAが低下するとの報告が多い[6~8].しかしHVAの低下が自律神経症状と意識障害のどちらに

関与するかは異なった報告がある[9,10]。血漿HVAは，せん妄出現時に高いという報告もあり[11]，ドパミン系全体としての関与の仕方は，まだ一致した見解がない。また離脱期にノルアドレナリン神経系の亢進が認められるが[12]，せん妄，自律神経症状のどちらとより関連するかはいまだ不明である。意識障害の面からはセロトニン系も関係するとされる[9,10]。また脱水や電解質異常も関係している可能性がある。総合的に考えて，その症状，経過の多彩なことからも離脱症状は単一の神経系の異常というよりさまざまな神経系の異常とその相互作用によるものと考えられる。なお，病理学的には振戦せん妄に特定な変化はないとされている[13]。

□ 治　　療

アルコール離脱症状はアルコールの減量，中止によって出現するものである。これは本人が意図して飲酒を減らす場合と，例えば交通事故などで入院することになり結果として飲酒ができなくなるなどの場合がある。いずれにしても離脱症状であるから，再び飲酒をすれば一時的に症状は軽減する。しかし離脱症状を避けるために飲酒を再開すれば酒量も増え，最終的には身体的に飲酒に耐えられなくなり飲酒量を減らさざるを得なくなる。結局，アルコールの離脱症状が治癒するためには，まず完全な断酒を行うことが前提条件となる。しかし断酒をすれば離脱症状が出現するため，特に振戦せん妄，けいれんなど重篤な離脱症状の既往があるものなどは入院しての断酒，そして経過観察が望ましい。症状の軽いものにおいては以下に示す薬物療法などでの外来治療も可能である。

また臨床場面において，アルコール依存症の患者に飲酒している理由を尋ねると，「酒を飲まないと眠れない」「食欲がなく，酒なら飲めるので酒量が増えた」「飲まないと気分がさえないので飲酒していた」などと答えるものが意外に多い。そのような患者に対しては不眠や食欲不振，抑うつなどが離脱症状であり，飲酒している限りは改善せずむしろ増悪することをきちんと伝えることが重要である。さらに薬物療法，特に睡眠薬の服用に抵抗を示す患者もいるが，飲酒による障害の方が服薬によるものより遥かに大きいこと，離脱の時期が過ぎれば速やかに止めていくことなどを説明し，治療への理解を得ることも必要である。

実際の治療としてはまず全身管理が必要となる。長期の大量飲酒による肝臓などの臓器障害，栄養摂取や水分摂取不良による衰弱，脱水などへの加療が求められる。それらへの治療と，先に述べた栄養障害による意識障害などへの診断的治療として，ビタミンB群やニコチン酸，マグネシウムなどを含んだ輸液を行う。それと並行して脳波，CTなど全身の諸検査を病状に応じて速やかに行い，合併症や他の意識障害の原因となる病態を探す。可能ならば本人や同居の家族から飲酒状況（最終の飲酒や飲酒量，離脱症状の既往など）を聴取する方がよいが，不正確なことが多いと考えるべきである。

離脱症状そのものの治療としてはアルコールと交叉耐性があり，しかも半減期の長いベンゾジアゼピン系の薬物を使用して，それらとアルコールとを置換し，その後，徐々に減量するのが原則である。わが国ではベンゾジアゼピンとしてジアゼパムを使用するのが一般的である。投与法としては，1日5mgから30mgのジアゼパムを体格，年齢，肝障害の程度，過去の離脱症状などを考慮して量を決定し，経口投与する。意識障害や全身衰弱などで経口投与が難しい患者には筋肉内もしくは静脈内投与も使用する。いずれにしろ過量投与による呼吸抑制や過鎮静に留意する。振戦に対してβブロッカーを使用する場合もある[14]。てんかん発作に対してはベンゾジアゼピンに抗けいれん作用があるため，他に抗てんかん薬を使用する必要は一般にない[13]。ベンゾジアゼピン自体にも依存性があるため，離脱症状が抑えられれば，可及的速やかに漸減していくことを心がける。振戦せん妄に関しては出現前のベンゾジアゼピン投与による予防が一番であるが，出現した場合，厳密な全身管理とともに，薬物療法として抗精神病薬を使用することもある。この際クロルプロマジンなどのフェノチアジン系の薬物は肝障害や自律神経症状の増悪，けいれん閾値の低下などの面から使用は避け，ハロペリドールなどブチロフェノン系の薬剤を，全身状態をみながら慎重に投与していく。また抗うつ薬であるミアンセリンをせん妄状態に90mgから240mg使用し効果があったとする報告もある[15]。しかし一度症状が出た後は薬物療法が有効ではない場合も多く，精神科での保護室などによる物理的隔離による管理を要する場合も多い。どのような患者が離脱症状を悪化させ，振戦せん

妄に至るかはわかっていない。全身状態の悪い患者，過去に振戦せん妄の既往のある者は再発しやすいとされるが確実ではない。よって治療の原則はアルコール依存症など大量飲酒者の治療は，患者が飲酒しなくなってから，できるだけ重篤な離脱症状が出現する前に予防的に十分な量のベンゾジアゼピンを投与し，離脱期を過ぎたらできるだけ早く減量するということである．

精神的な離脱症状として他に不眠や抑うつがある．これらも一般には離脱期のベンゾジアゼピン投与で対処できることが多いが，その後も継続して睡眠薬，抗うつ薬を要する場合がある．しかし離脱症状であれば自然経過で改善するはずであるから漫然と投与することは避けたい．

### さいごに

冒頭に述べたように，合法的な薬物であるにもかかわらず，アルコールによる身体依存，言いかえれば離脱症状は相対的にも絶対的にも強いものである．精神科，特にアルコール専門病院では多彩な症状が離脱によるものであることを理解し，対処をしている．しかし内科や外科などでアルコール依存症患者が入院したときなど，その症状が離脱によるものと判断されず，例えば不要な抗てんかん薬を処方されたり，フェノチアジン系の抗精神病薬を漫然と投与されることがある．これらは不要であるばかりか場合によっては危険である．アルコール依存症患者は本邦だけで200万人以上いるとされ，その多くは断酒した際に離脱症状が出現するため，その症状と対応を知ることは重要である．

### 文献

1) 平成10年厚生科学研究費補助金（医薬安全総合研究事業）：薬物乱用・依存等の疫学的研究及び中毒性精神病患者等に対する適切な医療のあり方についての研究会版

2) Victor M, et al：III. Treatment of the alcohol withdrawal syndrome. In：Alcoholism；Progress in Research and Treatment（ed by Bourne PG, Fox R），Academic Press, 157-163, 1973

3) Koufen H, et al：Klinische und EEG-Untersuchungen zum problem der sogennanten Alcohol-Epilepsie. Nervenarzt 51：100-105, 1987

4) 今道裕之，他：B．症状・経過・診断：臨床精神医学講座．8 薬物・アルコール関連障害．中山書店，155-165, 1999

5) Sullivan JT, et alhaw JM, et al：Development：Assessment of alcohol withdrawal：the revised clinical institute withdrawal assessment for alcohol scale. Addiction 84：1353-1357, 1989

6) Orenberg EK, et al：The effect of ethanol ingestion on cyclic AMP, homovanillic acid and 5-hydroxy-indoleacetic acid in human cerebrospinal fluid. Life Sci 19：1669-1672, 1976

7) Major LF, et al：Cerebrospinal fluid homovanillic acid in male alcoholics：Effects of disulsiram. Biol Psychiatry 12：635-642, 1977

8) Ballenger I, et al：Alcohol and central serotonin metabolism in man. Arch Gen Psychiatry 36：224-227, 1979

9) 齋藤利和，他：アルコール離脱症候群における脳脊髄液中神経伝達関連物質．Jpn J Alcohol Drug Depend 20：238-249, 1985

10) 藤本 明：アルコール離脱症状における髄液モノアミン代謝物質と環状ヌクレオチド．精神経誌 82：275-291, 1980

11) Sano H, et al：Circadian variation in plasma homovanillic acid level during and after alcohol withdrawal in alcoholic patients. Alcohol Clin Exp Res 16：1047-1051, 1992

12) Harway RJ, et al：CSF levels of norepinephrine during alcohol withdrawal. Arch Neurol 38：289-292, 1981

13) 赤井淳一郎：合併脳神経障害：アルコール・薬物の依存症（大原健士郎，宮里勝政，編）．医学書院，100-112, 1997

14) Kraus ML, et al：Randamized clinical trial of alcohol in patients with alcohol withdrawal. N Engl J Med 313：905-909, 1985

15) 内村直尚，他：アルコール離脱期におけるカテコールアミン，セロトニン代謝の変容．日本臨床 712（特別号）：488-493, 1997

■ アルコール関連身体疾患

# アルコールと消化管疾患

中村　雄二*

● 摂取されたアルコールは，胃で20％が吸収され，小腸で残りの80％が吸収される．
● アルコールが消化管に及ぼす影響は，直接的な粘膜障害・運動機能障害・発癌作用などに加えて，肝臓や膵臓などが障害された後の二次的・続発的なものがある．
● 食道から大腸にわたりさまざまな病態が生じるために，治療方法には個々の病態の正確な評価が必要である．
● 断酒は効果的な治療方法の一つである．

**Key Words**　アルコール，食道，胃，小腸，大腸

## はじめに

生活様式が欧米化した近年，アルコールの消費量が増加し，依存症者や未成年の飲酒といったアルコール問題は社会的にさまざまな問題を投げかけている．最近になり，1～2合の飲酒は脳・心血管障害の発生率を低下させ，寿命を長くするとの報告がいくつか認められるが，大量飲酒は確実に身体障害を引き起こす．消化器疾患から見た場合，やはり肝，膵疾患がもっとも大きな問題であるが，消化管領域でも表1のようにさまざまな問題を引き起こすことが知られている．一度でもアルコールを飲んだ者ならば，アルコール摂取後に悪心・嘔吐や下痢などが出現することは，自身・他人を問わず記憶にあるものであろう．これらの消化器症状は，アルコールが消化管に及ぼす影響の一つである．

アルコールは摂取された後，肝臓で代謝されるために肝臓障害が注目されがちであるが，肝臓に至る前に，口腔から食道を通り，20％程度が胃の粘膜で吸収され，残りの約80％が小腸から吸収される．すなわち体内で最初にアルコールと接する場所は消化管であり，その背景を考えてみても多くのアルコール関連疾患が消化管に生じるのは想像に難しくないであろう．

## □ アルコールの作用
### 1. 粘　膜

現在までさまざまな研究者らによって，エタノー

表1　アルコールと消化管

1) 食道
　　Mallory-Weiss症候群
　　食道炎
　　食道癌
　　食道静脈瘤
2) 胃
　　急性胃粘膜病変（AGML）
　　胃炎
　　胃潰瘍
　　胃静脈瘤
3) 小腸
　　十二指腸炎
　　十二指腸潰瘍
　　吸収不良症候群
4) 大腸
　　大腸腺腫
　　痔核

ルの粘膜障害作用が報告されている．粘膜障害に至るメカニズムとしては，高濃度のアルコールの直接的な作用と粘膜以外に対する間接的なものがある．直接的な作用とは，アルコールが表層細胞膜の脂質蛋白層や細胞間tight junctionなどを障害するというものである．このような直接的な作用に加えて，アルコールは粘膜血流や，ケミカルメディエイター，腸内細菌叢，消化管ホルモン・消化液分泌，粘膜酵素活性やリンパ流などへ影響を与えることも報告されている．特に粘膜血流に

* 国立アルコール症センター久里浜病院　内科

与える影響は粘膜傷害へ大きく関与すると考えられている．アルコールの粘膜傷害へ関係するケミカルメディエイターとしては，プロスタグランジン，ロイコトリエン，血小板活性化因子（PAF），エンドセリンなどが注目されている．

消化管の粘膜は物理的刺激・化学的刺激など絶えず変化する環境に柔軟に対応しているが，このような作用を介して，アルコールによる粘膜障害を生じるのであろう．その代表的なものが急性胃粘膜病変（AGML）である．

### 2．運動機能

食道・胃・小腸・大腸のいずれにおいても，実験的・臨床的にアルコール（エタノール）が消化管の運動機能に影響を与えること，特に高濃度のアルコールが胃や小腸の蠕動運動を障害することなどは以前より報告されている．この原因としてエタノールが，消化管平滑筋細胞の蛋白質を障害したり，消化管筋層内の神経叢に影響したり，あるいは前述したように粘膜を傷害するためなどが考えられている．

### 3．発　癌

アルコールと発癌に関しては古くから報告がある．その中心となる鍵の一つは，アルコール代謝産物のアセトアルデヒドであり，もう一つはアルコールの代謝過程に放出されるフリーラジカルである．これら二つはともに非常に反応性に富み，いろいろな物質に結合することが知られている．この中でもDNAと直接結合したり，DNAの修復蛋白を障害したりすることにより発癌作用を有するとされる．いずれも個人によりその程度は異なると考えられるが，アセトアルデヒドに関しては代謝速度が速い人と遅い人に分けられ，代謝速度の遅い人々は速い人々に比べて同じ量のアルコールを摂取してもアセトアルデヒドに強く長く曝露されるため，発癌の影響をより強く受けやすい．特に日本人を含むアジア系の人には，アセトアルデヒドの代謝が悪く飲酒後にこれを蓄積しやすい割合が多い．欧米人には代謝の遅い人はあまりいないとされており，このことは大きく異なる．

### 4．他臓器からの影響

アルコールは肝臓障害や膵臓障害などを引き起こすことが知られており，アルコール性肝炎やアルコール性膵炎は臨床の場でもよく診る疾患である．これらによって，消化管にも2次的な影響が発生する．例えば肝硬変に伴う食道・胃静脈瘤や痔核，慢性膵炎による吸収不良症候群は重要な疾患である．

## □ 食道疾患

### 1．Mallory-Weiss症候群

Mallory-Weiss症候群とは1929年にMalloryとWeissが報告した16症例，飲酒後の嘔吐に引き続いて吐血した15例と妊娠悪阻により吐血した1例，に由来する．この報告では5例の死亡例があり，その剖検所見では出血源が噴門部近傍の粘膜裂創であり，嘔吐によってそれが惹起されたものと推論している．

本例は主として嘔吐に伴って発症するが，その他，咳なども原因となる．原因としては多量の飲酒後の嘔吐がもっとも多い．急激な腹腔内圧の上昇により，噴門部胃粘膜がヘルニア状態で過進展となり裂創を生じるとされる．

症状は，嘔吐を何度か繰り返した後に鮮血が混じるようになるのが特徴である．飲酒歴，咳などの有無，特徴的な背景から診断は一般に容易である．内視鏡検査で噴門部に縦走する出血を伴ったびらんや潰瘍を認めれば確診される．通常は自然に止血するが多量の出血をみた場合には内視鏡的止血術やS-B tubeなどによる止血が行われる．

### 2．食道炎

逆流性食道炎は胃酸が食道内に逆流して生じる食道粘膜の傷害で，その程度は発赤にとどまるものから，びらん，潰瘍を形成するものまでさまざまである．食道粘膜の胃酸からの防御機構として，胃食道接合部の下部食道括約筋の逆流防止機能があるが，アルコールはこの括約筋の緊張を弱めるものとして報告されている．アルコールを摂取すると，下部食道括約筋が緩み，胃酸が食道内へ流入しやすくなり食道炎が起きるのである．さらにアルコール摂取後の悪心・嘔吐は食道炎を悪化させる．

簡単な治療法として，食後やアルコール摂取後しばらく上半身を起こすことで重力の作用を使って胃酸の逆流を防ぐ方法がある．断酒はもちろん効果的であり，特に就寝直前の強いアルコールの摂取を禁ずる．薬物療法としては，プロトンポンプ阻害剤や$H_2$ブロッカーなど胃酸分泌抑制薬が有効であり，スクラルファート（マーロックス）やアルギン酸ナトリウム（アルロイドG）などの粘

膜保護剤も効果的である．

### 3．食道癌

さまざまな環境因子が食道癌のリスクを高めることが報告されている．それらの中でも喫煙とアルコールは古くから指摘されていた．最近ではアルコール代謝産物のアセトアルデヒドに注目した報告が見られ，アルコール摂取後のアセトアルデヒドの細胞内蓄積が食道癌のリスクを増加させることが報告されている．

## □ 胃疾患

### 1．急性胃粘膜病変（AGML）

アルコールは前述したように粘膜傷害を生じさせることが知られており，その代表的なものとして急性胃粘膜病変（AGML）がある．

胃瘻からの胃の詳細な観察をした，Breaumontの1833年の報告"トムの観察"では，アルコール濃度52%のウイスキー30 mlが胃粘膜の浮腫，発赤，びらん，点状出血を生じ，その変化は45分後にピークになり，90分後に消失したと報告されている．アルコールによる胃粘膜傷害は基本的には一過性であり，原因が取り除かれれば速やかに回復するが，NSAID服用時などはアルコールによって粘膜障害が増悪する危険があり注意が必要である．

### 2．消化管潰瘍

飲酒と喫煙は長年消化性潰瘍の重要な危険因子とされ，疫学的あるいは実験的な多くの研究がある．しかし相反する報告も見られ，飲酒と消化管潰瘍については否定的な報告が少なくない．Friedmanらは喫煙が潰瘍に関して約2倍のリスクを持つが，飲酒はリスクにならないとし，Kanekoらも喫煙に関してはリスクを認めているがアルコールに関しては認められなかったと報告している．しかし，過度の飲酒，強いアルコールは上記のように粘膜傷害をもたらすため，活動性潰瘍がある場合には断酒を守ることが必要である．

最近，胃潰瘍や胃癌と *Helicobacter pylori* 菌の関係が取り上げられているが，ドイツのBrennerの報告（1997）やイタリアのTursiの報告（1998）では，*Helicobacter pylori* 菌の感染率はアルコール飲酒者で低下していると報告されている．

### 3．静脈瘤

アルコール性肝障害が進展し肝硬変に至ると，門脈圧が上昇し側副血行路が出現し，胃や食道に静脈瘤ができる．断酒により肝機能が改善すれば静脈瘤も改善することがあるが，破裂の危険性がある場合には内視鏡的な静脈瘤治療が必要である．

## □ 小腸疾患

### 1．消化吸収不良症候群

一過性，あるいは長期の大量飲酒により小腸の機能的・形態的異常が起こるが，その変化は通常軽微でありアルコールのみによる消化・吸収障害はほとんど問題にならない．しかし，アルコール中毒症を検討した報告によれば，60%以上の症例でビタミン $B_{12}$・葉酸の吸収障害，脂肪便などが認められている．ビタミン $B_{12}$・葉酸が欠乏すると巨赤芽球性貧血や血小板減少症などが生じる．しかしながら，飲酒で問題になる消化吸収不良は，一般にはアルコールによる膵機能・肝機能不全に至った場合の方が重大であり，それらについては他項に述べられているのでここでは省略する．

## □ 大腸疾患

### 1．大腸腺腫（大腸ポリープ）

ビールを含めてアルコールの総飲料が多いほど有意に大腸腺腫が多いとの報告があるがそのメカニズムはまだ明らかにされていない．一部の報告はアルコール大量摂取者の軟便回数の多さが大腸腺腫と関係する可能性を示唆しているが，その詳細は不明である．いずれにせよ，大腸癌との関係に関しては報告が少なく，アルコールと大腸癌との関連は小さいものと考えられる．

### 2．痔　核

静脈瘤と同じく，アルコール性肝硬変症の患者は門脈側副血行路が直腸に出現するために，痔核を高頻度に認める．出血が頻回で，貧血などを起こすものでは手術が必要になる．

### まとめ

以上，アルコールと消化管に関して簡単に述べてきたが，治療に関してもっとも重要なことは第一に病態の正確な把握であり，個々の病態に応じた治療方法を選択すること，そして断酒あるいは節酒である．個々の疾患に関する詳細な治療方法は，他の成書も参照されたい．

### 文　献

1) Berker K, et al：Light-to-Moderate alcohol consumption and risk of stroke among US male physicians. N Engl J Med 341：1557-1564, 1999

2）金子榮蔵：アルコール関連身体疾患・消化管疾患．日本臨床 55：148-152，1997

3）田中三千雄：アルコールと胃腸病．クリニカ 25：199-202，1998

4）横山　顕，他：アルコールと消化器癌．日医雑誌 116：45-48，1996

5）福本　学，他：アルコールと大腸病変．消化器内視鏡 4：35-40，1992

■ アルコール関連身体疾患

# アルコールと肝臓疾患—アルコール性肝障害

高橋　久雄*

- アルコールやアセトアルデヒドの肝毒性，アルコール酸化に伴う肝内代謝変動が，おもな障害機序と考えられる．
- 脂肪肝，肝線維症，アルコール性肝炎，肝硬変など多彩な病型がある．
- わが国では，アルコール性肝炎が少なく，肝線維症を経て，肝硬変に至る例がある．
- 進展には個人差があり，アルコール代謝関連酵素の遺伝子型も関与している可能性が高い．
- 治療の基本は，節酒ではなく完全断酒であり，専門医による治療が必要である．

**Key Words**　アルコール性肝障害，診断基準，発症機序，治療

## はじめに

アルコール性肝障害とは，長期にわたる過剰の飲酒が肝障害のおもな原因と考えられる病態であり，アルコール関連身体疾患の中でも，その頻度，重篤度および過量飲酒者の生命予後に与える影響などから考えて，もっとも重要なものといえる．本邦においては，HCV，HBV などの肝炎ウイルスに起因する肝疾患が多いため，欧米諸国に比してアルコール性肝障害の占める割合は低いが，肝硬変全体に占めるアルコール性肝硬変の割合は 10～15% と報告されており，今後ウイルス性肝疾患に対する治療あるいは予防対策が進展するに従って，その重要性は増すことが予想される．本項では，アルコール性肝障害に関して，これまで報告されている発症機序，臨床病像，治療などについて述べる．

## □ アルコール性肝障害の発症機序

アルコール性肝障害の原因が，アルコール自体やアセトアルデヒドなどのアルコール代謝物の肝毒性，あるいはアルコール代謝に伴う肝臓内の種々の負荷によって生じることについては，臨床的および実験的研究によってすでに明らかにされているが，直接的な障害機序に関しては数多くの報告がある（図1）．

アルコールはおもに肝臓内のアルコール脱水素酵素（ADH）によってアセトアルデヒドに酸化され，さらにアルデヒド脱水素酵素（ALDH）によってアセテートに酸化されるが，いずれの反応も補酵素として NAD を消費し NADH が生成されるため，NADH/NAD 比が上昇し，種々の NAD あるいは NADH 依存性酵素反応に影響を及ぼす．すなわち，$\alpha$-グリセロリン酸や脂肪酸，中性脂肪の合成などが亢進する一方，$\beta$-酸化による脂肪酸の処理は低下し，末梢脂肪の動員も加わって肝内に中性脂肪が蓄積し脂肪肝となる．また，キサンチン酸化酵素の活性が上昇し，AMP の分解で生じるキサンチンを基質としてフリーラジカルの生成が高まり酸素ストレスを生じる．さらに NADH の再酸化のために肝内酸素消費量が増加し，相対的低酸素状態が生じる可能性も指摘されている．

アルコール酸化で生じるアセトアルデヒドは反応性の高い物質であり，ミトコンドリア，ゴルジ装置といった細胞内小器官を障害し，エネルギー代謝障害，蛋白の糖鎖修飾障害・分泌低下による肝細胞の風船様腫大や壊死が起きる．また，アセトアルデヒドによって変性した蛋白が抗原性を有し，免疫学的機序による炎症が持続し，肝炎類似の所見を呈する可能性が報告されている．

一方，長期アルコール摂取時にはチトクローム P-450 2E1 の活性が上昇しミクロソームエタノール酸化酵素系（MEOS）経由の代謝の比重が増すが，この系においては酸素消費が増加するとともにフリーラジカルが生成され，過酸化脂質，脂質アルデヒドなどが生じ，細胞障害や線維増生の原

\* 国立アルコール症センター久里浜病院　内科

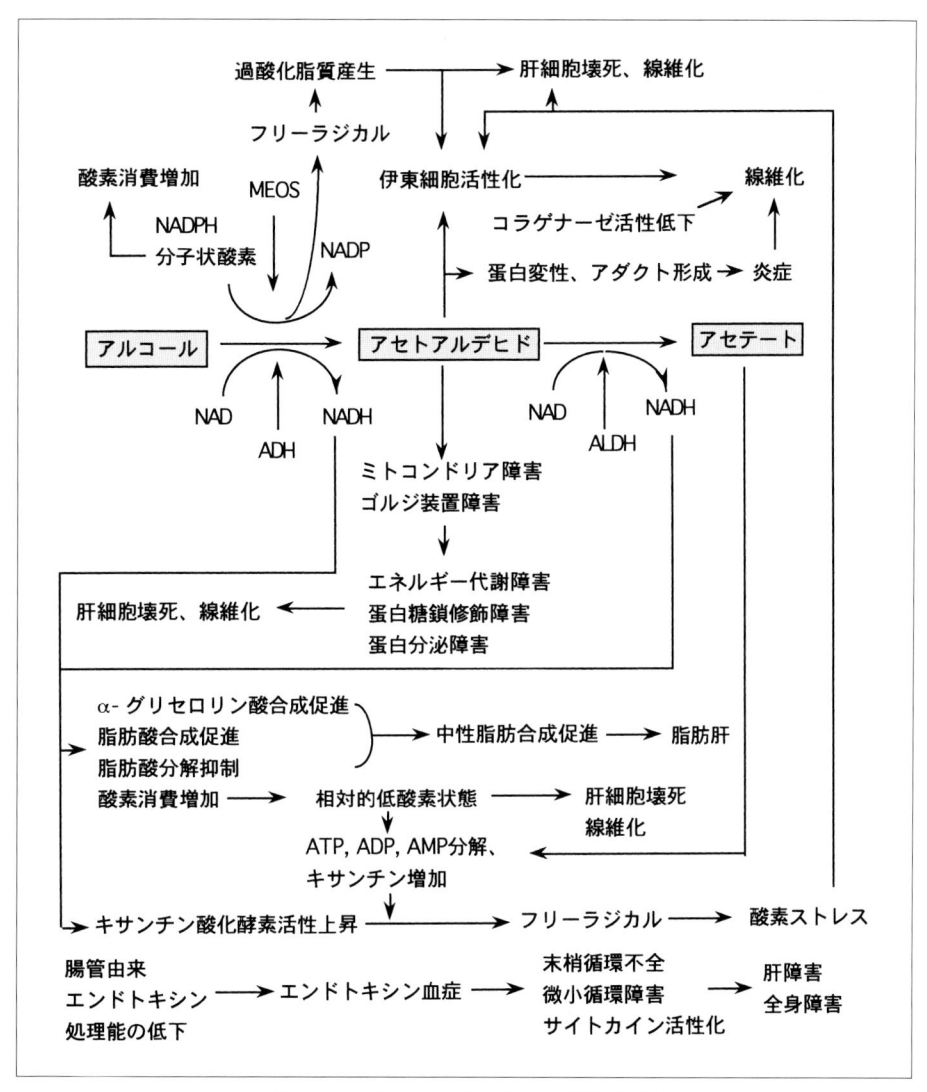

図1 アルコール代謝とおもな肝障害機序

因となるとされている．

　アルコール性肝障害で見られる線維化には伊東細胞の活性化が関与しており，アセトアルデヒド自体あるいは脂質アルデヒドが，その活性化にかかわっている可能性があり，進展した肝障害ではコラゲナーゼ活性の低下も加わって線維化が進行する．

　重症アルコール性肝炎では，しばしばエンドトキシン血症の合併が認められるが，これには腸管由来のエンドトキシンの肝での処理能が低下していることが関係しており，微小循環障害，サイトカインの活性化などを介して肝細胞の壊死，炎症，あるいは全身状態の悪化の原因となっている可能性がある．

　なお，アルコールの肝発癌機序に関しては，飲酒によって誘導されるチトクロームP-450 2E1による発癌物質の代謝変化，アセトアルデヒドがDNAを損傷する可能性，肝細胞壊死と再生の過程で生じるDNAの変異，などが関与している可能性が検討されているが現段階では明らかではない．

　アルコール性肝障害の病変は小葉中心部に強く認められるが，その理由として，前述のADHやMEOSのkey enzymeであるチトクロームP-450 2E1が小葉中心部に多く局在し，さらに小葉中心部は元来酸素分圧が低いことがあげられている．しかしながら，肝内代謝位相の変化は，アルコー

表1 アルコール性肝障害診断基準試案

I．概念
　「アルコール性」とは，長期（通常5年以上）にわたる過剰の飲酒が肝障害のおもな原因と考えられる病態で，以下の条件を満たすもの
　A．「アルコール性」
　　1．常習飲酒家（1日平均3合以上）または大酒家（5合以上，5年以上継続）．ただし，女性およびALDH 2活性欠損者ではより少量の場合あり
　　2．禁酒により血清GOT・GPT活性が明らかに改善し，4週以内にほぼ正常化
　　3．肝炎ウイルスマーカーは陰性
　　4．次の検査のうち，少なくとも一つが陽性
　　　1）禁酒による肝腫大の著明な縮小．4週でほぼ正常化
　　　2）禁酒による血清γ-GTP活性の明らかな低下
　　5．以下のアルコール性肝障害に特異的なマーカーが陽性なら，より確実
　　　1）血清トランスフェリンの微小変異陽性
　　　2）CTスキャンによる肝容量の増加
　　　3）アルコール肝細胞膜抗体陽性
　　　4）血清GDH，OCTが異常高値でGDH/OCT＞0.6
　B．「アルコール＋ウイルス性」
　　肝炎ウイルスマーカーが陽性で，上記Aの2を除き，上記Aの条件を満たす
　C．「その他」
　　上記の条件を満たさない場合は，大酒家であってもアルコール性肝障害と確診することは困難．ただし，アルコール性肝障害に典型的な組織所見が得られた場合を除く

（文部省総合研究「高田班」より抜粋）

ルの長期摂取時には減弱するとの報告もあり，臨床的に問題となる長期飲酒時の変化を中心に機序を解明していく必要がある．また，多くの飲酒家では脂肪肝は生じるが，それ以上の病変への進展には個人差がある．その一因として，近年ADH活性を規定する遺伝子型の違いが重視されており，アルコール代謝速度の速いADH $2^2/2^2$遺伝子を有する症例に進展した肝障害が多いことが報告されている．今後，増悪因子としての脂肪の摂取量や組成，ビタミンA摂取量といった栄養因子の関与も含めて，こうした問題点に関してさらに検討される必要がある．

## ■ アルコール性肝障害の診断と病型

通常わが国においては，アルコール性肝障害の診断に際して，文部省総合研究「高田班」によって作成されたアルコール性肝障害の診断基準試案が用いられる（表1）．この診断基準には，飲酒量・飲酒期間をはじめ，臨床所見や検査値の変動と断酒後の推移，といったアルコール性肝障害の特徴がまとめられているが，その要点は，飲酒によって増悪し，禁酒によって改善する肝障害であるという点にある．すなわち，飲酒家に生じる肝障害で，GOT・GPT活性の上昇（GOT＞GPT），γ-GTP活性の上昇，肝腫大を認め，これらが禁酒によって比較的速やかに改善する，というのが一般的な病像である．なお，肝炎ウイルスマーカー陽性の場合，主体がウイルス性肝炎の場合もあり得るが，アルコール性肝障害が主体である場合や両者が重複した病態であることも多く，アルコール性肝障害としてのアプローチも必要である．

「高田班」では，アルコール性肝障害の病型に関しても診断基準が提案されている（表2）．おもに組織診断に基づいて分類されているが，一部の病型では臨床診断基準も示されている．アルコール性肝障害の基本的な病態は，中性脂肪の蓄積，肝細胞の変性・壊死，線維化であり，初期病変の脂肪肝から，長期大量飲酒・連続飲酒発作などを契機としてアルコール性肝炎が発症し，その繰り返しを経て肝硬変に至るのが欧米諸国では一般的な経過とされているが，わが国の飲酒家では臨床症状のはっきりとしない肝線維症を経て，気づかないうちに肝硬変に至る症例の多いことが示されている（図2）．しかしながら，組織診断上肝線維症であっても，臨床経過を詳細に検討すると，アルコール性肝炎のエピソードを有する場合も多く，進展過程に関してはさらに検討の余地がある．

表2 アルコール性肝障害各病型の診断基準試案

1. 非特異変化群
   肝機能検査に異常を認めるが，組織的には非特異変化，または正常
2. アルコール性脂肪肝
   肝小葉の1/3以上の脂肪化が主体で，その他の所見なし
3. アルコール性肝線維症
   種々の形状の線維化が主体で，炎症細胞浸潤や肝細胞壊死は軽度
4. アルコール性肝炎
   病変の主体が，肝細胞の変性・壊死で，小葉中心部の肝細胞の著明膨化，種々の程度の肝細胞壊死，マロリー体，多核白血球浸潤などを認める．臨床診断基準は，必須項目［飲酒量の増加を契機に発症または増悪，GOT優位の血清トランスアミナーゼの上昇，血清総ビリルビンの上昇（2 mg/dl以上）］と，付加項目［腹痛，発熱，白血球増加，ALPの上昇（正常値上限の1.5倍以上），γ-GTPの上昇（正常値上限の2倍以上）］のうち3項目以上を認めるもの
5. 重症型アルコール性肝炎
   アルコール性肝炎で，肝性脳症，肺炎，急性腎不全，消化管出血，エンドトキシン血症などを伴い，多くは1ヵ月以内に死亡するもの
6. 大(飲)酒家慢性肝炎
   門脈域の小円形細胞浸潤を伴う病変が主体
7. アルコール性肝硬変
   定型例では小結節性・薄間質性
8. 大(飲)酒家肝癌
9. アルコール性肝障害（臨床的）
10. アルコール性肝障害（疑）

（文部省総合研究「高田班」より抜粋）

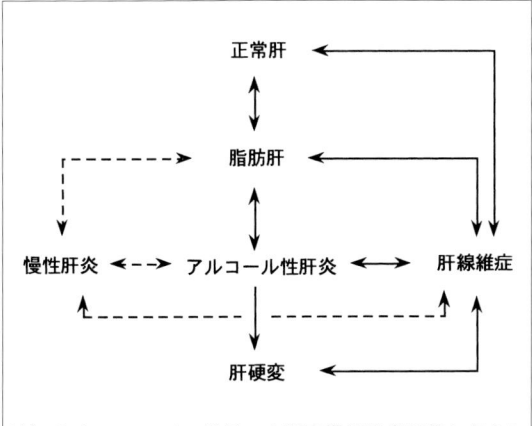

図2 アルコール性肝障害各病型の関係

注）ウイルスマーカー陰性の大酒家慢性肝炎は稀と考えられており，また肝硬変への進展は確認されていない．

飲酒状況や治療によっては，改善の方向も含めて病型間の移行が生じ，肝硬変に至った症例においても，長期間の禁酒により線維化が改善する症例のあることが報告されている．また，ウイルスマーカー陰性のアルコール性肝硬変においては，肝細胞癌の発生頻度は必ずしも高くない．

## □ アルコール性肝障害の症状と治療

アルコール性肝障害の第1段階は脂肪肝だが，この病態では無症状で健康診断などでの血液検査で肝機能障害として発見される場合も少なくない．症状はあったとしても軽度の倦怠感，易疲労感，食欲不振，右季肋部の鈍痛・腫脹感などで，禁酒，高蛋白・高ビタミン食により軽快する．

アルコール性肝炎では黄疸が必発で，発熱，腹痛，倦怠感，食欲不振，嘔気などを認め，著明な肝腫大を伴う．重症例では白血球増多，プロトロンビン時間延長，意識障害，腹水，出血傾向などを認める．原則的に入院のうえ，禁酒に加え，高蛋白・高ビタミン食，肝庇護剤などの点滴療法を行う．重症例の場合，ステロイド剤（PSL 30〜40 mgを初期量として漸減），インスリン・グルカゴン療法（10%グルコース500 ml，レギュラーインスリン10 U，グルカゴン1 mgを1日2回投与）などが用いられるが，血漿交換が必要となることもある．さらに，病態の形成に関与していると考えられるエンドトキシン血症に対する対策や，合併症としての感染，消化管出血，腎不全，肝性脳症などに対する予防あるいは治療も重要である．

表3 アルコール性肝炎の治療に用いられる治療法と薬剤

A．一般的なアルコール性肝炎の場合
　1．禁酒，安静
　2．高蛋白・高カロリー・高ビタミン食による栄養療法
　　・経口摂取が不十分な場合は高カロリー輸液
　　・肥満がある場合はカロリーを適宜減量
　　・肝性脳症が疑われる場合は，蛋白を制限し分枝鎖アミノ酸製剤で補充
　3．肝庇護剤
　4．その他の薬剤
B．重症例の場合は以下の治療法も考慮
　1）ステロイド剤
　2）インスリン・グルカゴン療法
　3）エンドトキシン血症に対する対策
　4）感染，消化管出血，腎不全，肝性脳症など合併症の予防
　5）血漿交換・白血球除去療法
　6）肝移植

欧米では，肝移植の適応が検討される場合もあり得る（表3）．

肝硬変症例においては，禁酒と同時に，腹水，肝性脳症，食道静脈瘤などに対してウイルス性肝硬変と同様の治療を行う．ウイルス性肝硬変の場合，すでに肝硬変に至った状況で，急激な肝細胞の壊死が生じることは稀だが，アルコール性肝硬変症例では，さらなる大量飲酒によって限られた残存予備能しかない肝臓に，急性の肝細胞壊死が加わる，いわゆる acute on chronic の病態が生じることがあり，このような病態は重症化することが多い．一方，禁酒者の予後は前述のように比較的良好で，また，ウイルス性肝硬変と異なり肝細胞癌の発生も多くはない．

肝線維症はその程度によって臨床症状もさまざまであり，無症状の場合から肝硬変同様の症状を呈するものまである．診断には肝生検のほか，血清Ⅳ型コラーゲンの上昇が有用である．確実な薬物療法は現段階ではなく，禁酒，高蛋白・高ビタミンの食事療法の継続が重要である．

なお，小柴胡湯などの漢方製剤は，大酒家の場合，間質性肺炎などの副作用が出現しやすい傾向があり，使用を避けたほうがよい．また，抗酒剤として使用されるシアナミドは肝障害を惹起しやすく，ジスルフィラムについても肝硬変症例では禁忌である．

このようにアルコール性肝障害の治療に際しては，いずれの病態も禁酒がもっとも重要であり，進行したアルコール性肝障害の患者では，すでに飲酒は嗜好の域を超えていると考えられるので，アルコール依存症として専門医による完全断酒に向けての治療が必要である．

□ ウイルス性肝炎に与える飲酒の影響

一般にウイルス性肝炎患者が飲酒した場合，飲酒量が多ければウイルス性肝炎にアルコール性肝障害が重複した所見を呈することが多く，例えばC型慢性肝炎の合併したアルコール依存症患者では，ウイルスによると考えられる門脈域の壊死，炎症，線維化所見と同時に，アルコールに特有の細胞周囲性および中心静脈周囲性の線維化や dense fibrosis の組織像が認められることが少なくないが，特にC型肝炎の場合には，単なる相加的な障害だけでなく，飲酒によって血中ウイルス量が増加してウイルス性肝障害が増悪したり，インターフェロンの治療効果が減弱する可能性，さらにC型肝炎からの肝細胞癌の発生が促進される可能性などが報告されており注意を要する．

## おわりに

飲酒の身体合併症としてアルコール性肝障害は，広く知られてはいるが，進展したアルコール性肝障害の深刻さについては十分認識されているとは言えない．禁酒せずにアルコール性肝障害を治癒させることは不可能であり，また一方，アルコール依存に至っている患者では，自らの意志だけで禁酒することは困難な場合も少なくなく，専門家による治療が必要なことを十分理解しておくことが重要である．

## 文 献

1) 高田 昭, 他：わが国におけるアルコール性肝障害の実態（その3）—1992年全国集計の成績から. 日消誌 91：887-898, 1994

2) Lieber CS：Hepatic and other medical disorders of alcoholism：From pathogenesis to treatment. J Stud Alcohol 59：9-25, 1998

3) 横山裕一, 他：アルコール性肝障害研究の動向と進歩. 日本臨床 55：479-490, 1997

4) 高田 昭, 他：アルコール性肝障害に対する新しい診断基準試案の提案. 肝臓 34：888-896, 1993

5) 丸山勝也, 他：アルコール性肝障害の治療の実際. Medical Practice 13：1435-1439, 1996

■ アルコール関連身体疾患

# アルコールと膵疾患

丸山　勝也*
まるやま　かつや

- わが国の慢性膵炎の約55％，急性膵炎の約40％がアルコール起因しているごとく，アルコールと膵疾患との間には密接な関連がある．
- アルコール性膵炎の発症にはアルコールの種類や飲酒様式ではなく総飲酒量が関係する．しかし個人差が大きく，その一因としてADH 2の遺伝子型の関与が報告されている．
- アルコール性膵炎の発生機序に関してはductal-plug hypothesis，necrosis-fibrosis hypothesisなど種々の説が想定されているが，いまだ定説はない．
- アルコール性膵炎は大量飲酒が5年以上続いている比較的若年の男性に腹痛発作で発症し，血液検査ではリパーゼ/アミラーゼ比が高値を示し，画像診断では辺縁不整な小さな結石が見られるのが比較的特徴である．
- アルコール性膵炎の治療の原則は完全断酒である．しかしその基礎にアルコール依存症が存在することが多く，そのため断酒継続ができずに難治性であることが多い．
- 断酒継続ができない場合にはアルコール依存症治療の専門治療機関を受診させることを，あらかじめ家族同伴のもとで約束しておくことが重要である．

**Key Words**　アルコール性膵炎，アルコール依存症，成因機序，治療，アルコール代謝酵素遺伝子型

## はじめに

アルコールと膵炎との関連は，1878年にFriedreichが大酒家の慢性間質性膵炎を報告し，さらに1938年にWeinerらが急性出血性膵炎の剖検例の66％に大量飲酒が見られたことを報告して以来明らかにされてきている．わが国でも1995年の厚生省全国集計調査[1]によると，慢性膵炎のうち飲酒に起因すると考えられるものは約55％で，特に男性では約67％と高率であり，また急性膵炎でも約40％がアルコール性であることが報告されている．このようにアルコールと膵疾患との間には強い因果関係が示唆されているが，その直接的な証明や機序についてはいまだ明らかにされていない．

本項ではアルコール性慢性膵炎ばかりでなく急性膵炎も含め，アルコールと膵疾患について述べることとする．

## □ 膵炎の病型分類

膵炎の病型分類は膵の病理学的組織像により急性膵炎と慢性膵炎に分類する方法が一般的である．1995年に日本膵臓学会により作られたわが国の慢性膵炎の臨床診断基準による膵炎の分類の項では，「急性膵炎は膵臓の内部および周囲に急性病変を生じた病態であり，重症度により軽症・中等症と重症に分けられる．急性膵炎は致死的経過となる重症例を除き，一般的には可逆性であり，臨床的回復後約6ヵ月には，膵臓は機能的・形態的にほぼ旧に復する．慢性膵炎は膵臓の内部に，不規則な線維化，細胞浸潤，実質の脱落，肉芽組織などの慢性変化が生じ，膵臓の外分泌・内分泌機能の低下に伴う病態である．慢性膵炎での膵内部の病理組織学的変化は，基本的には膵臓全体に存在するが，病変の程度は不均一で分布や進行性もさまざまである．これらの変化は，持続的炎症やその遺残により生じ，多くは非可逆性である」と定義されている．

一方，成因による分類としてアルコール性膵炎，胆石性膵炎，遺伝性膵炎，特発性膵炎などの呼称も一般的になりつつある．アルコール性膵炎とは狭義的な解釈では，典型的な腹痛発作があり，1日のアルコール摂取量が日本酒換算3合（エタノールで80 g）以上あり，かつ10年以上の飲酒歴がある慢性膵炎のうち，胆石・膵奇形・高脂血症・副

---

* 国立アルコール症センター久里浜病院　副院長

甲状腺機能亢進症などの他の成因による可能性が除外できるものと定義されている．このようにアルコール性膵炎は主として慢性膵炎を指すものであり，アルコール性急性膵炎は実際にはきわめて稀であり，ほとんどがアルコール性慢性膵炎の初回の腹痛発作あるいは急性増悪であると考える人が多い．しかし一般的にはアルコール性膵炎はアルコールの多飲による急性膵炎および慢性膵炎を指すという広義的な解釈がなされている．

□ **アルコール性膵炎の疫学**

わが国における急性膵炎の頻度は男女比でみると約2：1であり，年齢分布は男性40歳代，女性60歳代にピークが見られる．成因別順位はアルコール性，特発性，胆石性の順でありアルコール性は約40％と報告されている．すなわちわが国では40代男性のアルコール性急性膵炎が多いことが示されている．そして急性膵炎を重症度判定により重症と中等度に限ってみると，その成因にアルコールが他の原因よりも高頻度（46％）に見られ，その致死率も20％に上っている．すなわちアルコールが原因で生じた急性膵炎では重症例が多いことが示されている．慢性膵炎の男女比は4：1で男性に多く見られる．その成因としてアルコールによる慢性膵炎の頻度はわが国のアルコール消費量とともに増加し，厚生省難治性膵疾患調査研究班による全国集計では1978年では50.7％，そして前述の1995年の調査では55％と増加してきている．特に男性においてはアルコールが成因の67％という高率を占めている．性差では女性が男性よりも感受性が高く，より少量の飲酒量でしかもより短期間で発症すると報告されている（11±8年 vs 18±11年）．

膵炎の発症には飲酒量や飲酒期間が関係してはいるが，飲用するアルコールの種類や飲酒の様式には関係なく総飲酒量による．しかし大量飲酒者がすべて慢性膵炎になる訳ではなく個人差が大きい．国立アルコール症センター久里浜病院でもアルコール依存症者における画像診断による膵石合併慢性膵炎の頻度も約6％と，アルコール性肝硬変症例の頻度（19％）に比し低率であった[2]．しかし同病院におけるアルコール依存症を対象として各種血清膵酵素値を測定すると，入院時の血清膵酵素異常率はアミラーゼ10％，エラスターゼ-1 42％，リパーゼ29％，PSTI 16％であり，これらのいずれかに異常を認めたものの割合は54％と高率であり，さらにアルコール依存症者における剖検例では臨床的に膵炎の診断がなされていない症例のほとんどに膵腺房細胞の萎縮と腺房構造の乱れ，脂肪変性が観察されたことより，アルコールの慢性多飲酒者では無症状でも高率に膵の障害が生じているものと推測される[2]．

□ **アルコール性膵炎の発生機序**（図1）[2~5]

アルコールによる膵炎発症機序は不明な点が多くいまだ確定的な説はないが，おそらく以下に示す説のようないくつかの作用が複合的に働いているものと考えられる．急性膵炎の本体は膵酵素が膵内で活性化されることによる膵の自己消化である．アルコール性急性膵炎に関連する機序としてFlow-reflux hypothesis, Obstruction hypersecretion theory および Toxic metabolic hypothesis があげられる．一方，アルコール性慢性膵炎は以上の説による機序により生じた急性膵炎の繰り返しにより生ずるとする Necrosis-fibrosis hypothesis や小膵管内に蛋白栓が形成されることにより生ずるとする Ductal-plug hypothesis の他 Primary fibrosis hypothesis などが報告されている．この他，アルコール性慢性膵炎の発症には個人差が大きいことより，その成因に遺伝的素因や食事性因子の関与も重要視されている．

1．**Flow-reflux hypothesis**

アルコール摂取により Oddi 筋が弛緩し十二指腸液が膵管内に逆流し，それにより enterokinase による膵酵素の活性化が生じ，あるいはその逆に Oddi 筋の攣縮が生じ，common channel から胆汁が膵管内に逆流し膵酵素の活性化が生じ，膵障害を起こすという説．

2．**Obstruction hypersecretion theory**

アルコールの摂取により胃酸が分泌され，十二指腸に流入した胃酸がセクレチンやコレシストキニンなどの分泌を介して膵酵素の過分泌を引き起こす．一方，アルコールによる Oddi 筋の収縮などによる膵管の閉塞機序により膵炎が発症するという説．

3．**Toxic metabolic hypothesis**

長年の大量飲酒によりアルコールおよびその代謝産物であるアセトアルデヒドによる直接的な膵腺房細胞障害によるもので，飲酒により Golgi における zymogen granule と lysosomal enzyme との

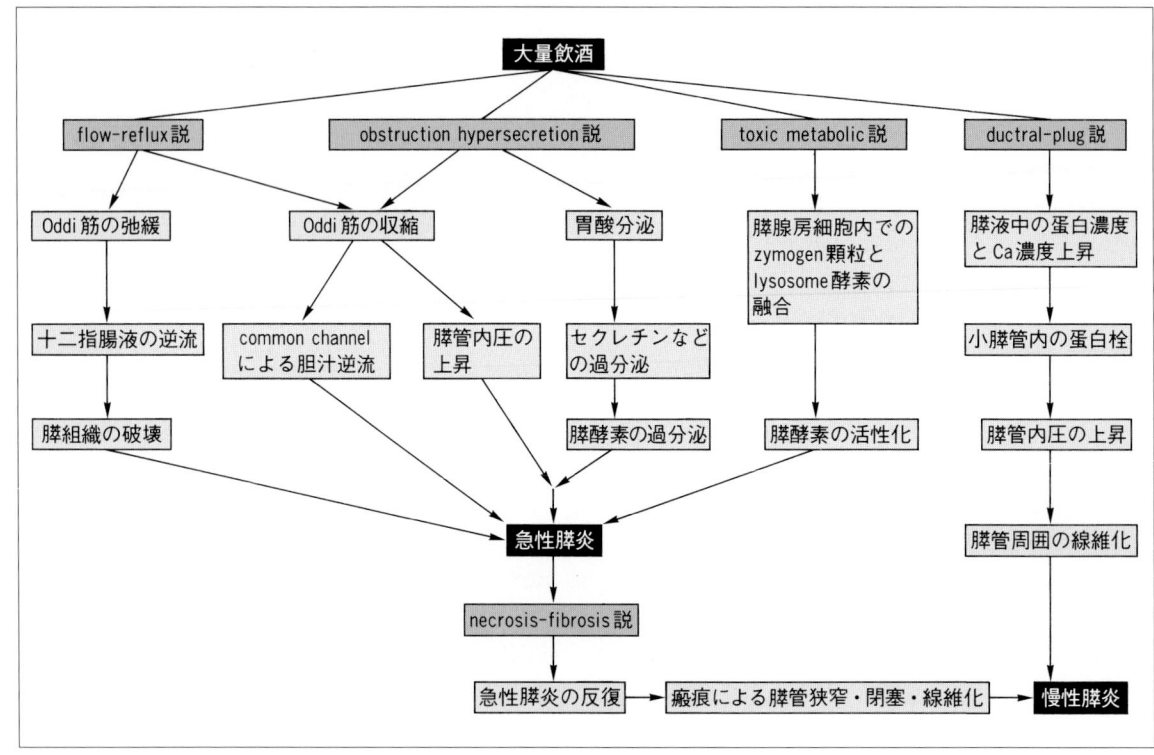

図1 アルコール性膵炎の成因機序

隔離・梱包がうまくいかなくなり両酵素の合胞体が形成され，細胞内でトリプシンを主体とする消化酵素が活性化され組織障害をきたす．あるいはアルコールの代謝過程において誘導された cytochrome P-450 により産生されるフリーラジカルが膵の損傷や線維化を起こすという説である．なお最近ではトリプシノーゲンは lysosomal enzyme であるカテプシン B により活性化されるのではなく，膵腺房細胞内の低い pH 環境下におかれることで活性化するという autoactivation 説[6]が重要視されてきている．

### 4．Necrosis-fibrosis hypothesis

アルコール性慢性膵炎は繰り返して発症する急性膵炎の積み重ねにより生ずるという説．Klöppel らにより提唱され，Comfort らが提唱した慢性再発性膵炎の説に基づいて，急性膵炎の反復によって膵実質の壊死と瘢痕を生じ，その瘢痕のために膵管の狭窄や閉塞をきたし，上流膵組織の破壊と線維化を引き起こすという説である．この説では蛋白栓は慢性膵炎の原因ではなく結果にすぎない．最近 Ammann ら[7]はアルコール性急性膵炎の患者をプロスペクティブに経過をみた結果，アルコール性慢性膵炎は重症急性膵炎から進展することを報告している．

### 5．Ductal-plug hypothesis

慢性アルコール摂取により膵液中の蛋白濃度およびカルシウム濃度が上昇し，小膵管内に蛋白栓を形成して膵液の流出障害と上流膵管内圧の上昇が起こる．それにより生じた炎症と実質破壊が膵管周囲の線維化を引き起こし慢性膵炎に発展するという説．

### 6．Primary fibrosis hypothesis

膵実質病変に先行して間葉系成分が障害されるという説[4]．アルコールの多飲による膵の線維化は，たとえ無症状でもアルコール依存症者で高頻度に見られ，慢性膵炎に見られるような小葉間の線維化ではなく，小葉内線維化あるいは膵管周囲の線維化である．この場合，腺房細胞の脱落を伴わず，このような線維化を一次性線維化と呼び，腺房細胞周囲に存在する伊東細胞により生ずると報告されている．

表1 アルコール性慢性膵炎患者におけるADH2の遺伝子型

|  | 例数 | $2^1/2^1$ | $2^1/2^2$ | $2^2/2^2$ | $2^2$ allele 頻度 |
|---|---|---|---|---|---|
| 膵機能正常アルコール症群 | 46 (100) | 16 (35) | 14 (30) | 16 (35) | 0.500[a,b] |
| アルコール性慢性膵炎群 | 54 (100) | 2 (4) | 21 (39) | 31 (57) | 0.769[a] |
| 石灰化群 | 39 (100) | 1 (3) | 16 (41) | 22 (56) | 0.769 |
| 非石灰化群 | 15 (100) | 1 (7) | 5 (33) | 9 (60) | 0.767 |
| 非アルコール性慢性膵炎群 | 30 (100) | 0 (0) | 15 (50) | 15 (50) | 0.750[b] |
| 石灰化群 | 19 (100) | 0 (0) | 9 (47) | 10 (53) | 0.763 |
| 非石灰化群 | 11 (100) | 0 (0) | 6 (55) | 5 (45) | 0.727 |

( ) 内は%, a: $p<0.001$, b: $p<0.005$

アルコール性慢性膵炎患者群のADH $2^2$のallele頻度は76.9%であり,膵機能正常のアルコール依存症患者群の50%に比し有意に高率である. (文献[5]より)

## 7. アルコール代謝関連酵素遺伝子型の関与

アルコール依存症者のすべてが慢性膵炎になるわけではなく個人差が見られる.その理由の一つとして,筆者ら[5]は最近アルコール性慢性膵炎患者において alcohol dehydrogenase 2 (ADH 2), aldehyde dehydrogenase 2 (ALDH 2), cytochrome P-450 2E1 (CYP 2E1) などの各種アルコール代謝関連酵素の遺伝子型について検討した結果,アルコール性慢性膵炎の成因にCYP 2E1,ALDH 2ではなくADH 2型が関連している可能性について報告した(表1).

## □ 診 断

急性膵炎臨床診断基準は1990年の厚生省特定疾患「難治性膵疾患」調査研究班の診断基準を,慢性膵炎の臨床診断基準は1995年の日本膵臓学会の診断基準を参照されたい.

大酒家では時に血清アミラーゼの上昇がみられるが,その機序として唾液腺由来による場合やアミラーゼクリアランスの低下に起因する場合があり,血清アミラーゼの高値はアルコール性急性膵炎の診断根拠に乏しい.逆にアルコール依存症者の入院時のアミラーゼ値は他の血清膵酵素に比し比較的低値を示し,他の膵酵素と異なり断酒後上昇することが多い.そのためかアルコール性膵炎患者では非アルコール性膵炎患者に比し入院時のリパーゼ/アミラーゼ比が高値であるという報告がみられる.したがって診断には血清アミラーゼと同時にリパーゼ,トリプシン,エラスターゼ-1,PSTI,ホスフォリパーゼ$A_2$などの測定が必須となる.

慢性膵炎では血液検査の他,画像診断として腹部単純撮影,超音波検査,CT検査,MRI検査,逆行性膵胆管造影,そして膵機能検査としてセクレチン試験,BT-PABA(PFD)試験,便中キモトリプシン活性の測定などがあるが,アルコール性慢性膵炎に比較的特徴とされる所見は画像診断として,比較的小さな不規則な形をした膵石が高頻度にみられるぐらいである.

すなわちアルコール性膵炎は,大量飲酒が5年以上続いている比較的若年の男性に発症し,断酒ができないため再発再燃を繰り返し,血液検査ではリパーゼ/アミラーゼ比が高値を示し,さらに画像検査では辺縁不整な比較的小さな膵石が見られるのが特徴である.また糖尿病の合併が多くみられる.

アルコール性膵炎では非アルコール性膵炎に比し腹痛の頻度が高い.その腹痛には2種類のタイプがあり,一つはすべての患者に見られるもので痛みが間歇的であり,短い痛みの期間が年に1度程度に見られ鎮痛剤により改善する.もう一つは間歇的な痛みの他に週に2日以上の持続的な痛みが少なくとも2ヵ月以上続くタイプで,それらは膵の偽嚢胞や胆汁うっ滞を伴っており手術により痛みは改善するという特徴が見られるという.

## □ 治 療

アルコール性膵炎の治療の原則は断酒である.急性膵炎であっても基礎に慢性膵炎の存在があり急性発作を生じた状態であることが多く,そのような症例ではアルコール依存症になっている場合がほとんどで,入院している間は断酒できているが退院するとまたすぐに飲酒を再開し発作を繰り返すといった悪循環に陥ることが多い.したがっ

てその場合には早期にアルコール依存症の治療のための専門機関への紹介が絶対に必要である．その他の治療としては他の原因による膵炎の治療と同様，禁食および食事療法，膵酵素阻害剤の投与，抗生剤の投与，鎮痛剤・鎮痙薬の投与，輸液・電解質の補正などを行う．

### おわりに

わが国では先進諸国の中でアルコールの消費量がいまだに伸びているという唯一の国である．このような状況ではアルコール関連疾患としてのアルコール性膵炎もさらに増加することが容易に想像できる．またアルコール性膵炎はその基礎にアルコール依存症が存在している可能性が大きく，その治療は入院により一時的には効を奏するが，長期的な断酒継続が困難であることが多くその予後は不良となる．したがって診療の中でアルコール性膵炎を診た場合，断酒指導を徹底的に行うと同時に，もし経過観察中に再び再飲酒による膵機能の悪化を見た場合には，アルコール依存症の専門治療機関を受診させることをあらかじめ家族同伴のもとで約束しておくことが重要である．

### 文　献

1) 林　櫻松，玉腰暁子，大野良之，他：慢性膵炎の全国疫学調査成績．厚生省特定疾患難病の疫学調査研究班 平成7年度研究業績集：81-85, 1995

2) 高橋久雄，丸山勝也，海老原洋子，他：アルコールと膵炎．Medical Practice 10：1495-1499, 1993

3) Singh M：Etiology and epidemiology of alcohol-induced pancreatitis. In：The Pancreas Vol. 1, Beger H G, ed, London, Blackwell Science, pp 275-282, 1998

4) 笠島ゆう子，諸星利男：アルコール性膵炎の病理．肝胆膵 40：133-139, 2000

5) 丸山勝也，高橋久雄，奥山啓二，他：アルコール代謝酵素の多型性とアルコール性膵炎の関連．肝胆膵 40：97-106, 2000

6) 大谷泰一：急性膵炎における膵消化酵素の腺房細胞内活性化の機序―カテプシンB説とautoactivation説―．日消誌 97：560-567, 2000

7) Ammann RW, Heitz PU, Klöppel G：Course of alcoholic chronic pancreatitis：A Prospective clinicomorphological long-term study. Gastroenterology 111：224-231, 1996

■ アルコール関連身体疾患

# アルコールと代謝疾患—糖尿病，痛風

丸山　勝也* 横山　顕**

- 飲酒による尿酸の産生増加には，アルコール飲料およびつまみに含まれるプリン体摂取の増加，さらにアルコール代謝過程におけるプリンヌクレオチド分解の亢進が関与している．
- 尿酸排泄の低下としてはアルコール代謝により生ずる乳酸の産生増加が関与している．
- 痛風の予防には飲酒量，飲酒回数の減少，特にビールを減らし，飲んだ後には水分補給し，つまみとしてプリン体の多いものを避けることが大切である．
- アルコールの耐糖能に及ぼす影響は複雑である．アルコール依存症者ではその治療は一般の糖尿病のそれと同様にすべきではない．
- インスリン注射をしながら多量に飲酒していると低血糖に気がつかず非常に危険である．
- 治療は断酒が最優先であり，断酒できる見通しができるまでは厳しい血糖コントロールを目標とするべきではない．
- アルコール依存症に糖尿病が合併している患者が飲酒継続した場合，その生命予後は著しく不良である．
- アルコール依存症に糖尿病が合併している患者では網膜症は軽症だが，神経障害は重症化しやすく，自律神経障害合併例では飲酒継続により急死をすることが多い．

**Key Words** アルコール，高尿酸血症，痛風，糖尿病，アルコール依存症，自律神経障害，急死

## はじめに

アルコールの多飲により種々の代謝疾患が生ずることが知られている．ここでは，その中でも比較的頻度の高い糖尿病と痛風について解説する．また糖尿病については一般的な糖尿病の治療にあてはまらない，特に実務上治療の難しいすなわち難治性である，慢性的な大量飲酒者すなわちアルコール依存症者における糖尿病の特殊性について具体的に述べることとする．痛風についてはアルコールの多飲による高尿酸血症の成因を主体に簡単に解説する．

## □ 痛　風

アルコール多飲者には痛風が多く見られることが知られているが，多飲者すべてが痛風になるわけではなく個人差が見られる．またその機序についてはまず高尿酸血症が生ずることが必要であるが，その高尿酸血症の成立機序についても多様である．高尿酸血症は，尿酸の産生および排泄のバランスの上に成り立つ．飲酒による尿酸の産生の増加にはアルコール飲料に含まれるプリン体の摂取の増加，また飲酒時のつまみとして摂る食事に含まれるプリン体の摂取，さらにアルコールの代謝過程におけるプリンヌクレオチド分解の亢進が関与し，そして尿酸の排泄の低下としてはアルコールの代謝により生ずる乳酸の産生増加が関与している．

### 1．尿酸産生の増加の機序

アルコール飲料のなかで醸造酒にはプリン体が含まれているが，この中でもビールは他のアルコール飲料の数10倍と多い．ビール大瓶1本には約30 mgも含まれ，食事性の因子と比較しても無視できない量である．さらにビールのつまみとしてプリン体を多く含む食品を摂る傾向もあり高尿酸血症が生じやすい．

ビールを含むすべてのアルコール飲料に含まれるエタノールはADH，MEOS，カタラーゼなどの酵素によりアセトアルデヒドに分解され，さらにALDHにより分解され酢酸になる．酢酸はATPの作用によりアセチルCoAとなるが，その際ATP (adenosine triphosphate) はAMP (adenosine

*国立アルコール症センター久里浜病院　副院長　　**同　内科

monophosphate）となり，AMP の増加は IMP （inosine monophosphate）を介したプリン分解の亢進により尿酸産生の増加につながることとなる．

### 2．尿酸排泄の低下の機序

尿酸排泄の低下は，エタノールの代謝過程において過剰に産生される還元型 NADH により生体の酸化還元型が大きく還元型に傾くために生ずる．すなわちエタノールがアセトアルデヒドに，またアセトアルデヒドが酢酸にそれぞれ代謝される時に補酵素である NAD が NADH となるが，この NADH が過剰になると生体は大きく還元型に傾く．そのため乳酸脱水素酵素（LDH）の反応がピルビン酸から乳酸の産生の方向に傾き，この増加した乳酸が尿細管において尿酸と競合するために尿酸の排泄が低下し，その結果，高尿酸血症が生ずるものである．また，一時的な高尿酸血症の原因にビールの利尿作用が関係しているという説もある．すなわちビールを飲むと利尿のために細胞外液量が減るが，尿酸の排泄は限られているため相対的に血清中の尿酸値が上昇するというものである．

### 3．生活指導の重要性

痛風および高尿酸血症の治療は他紙を参照としていただくこととして，その予防には飲酒や食事などの生活習慣の改善を指導することが重要である．すなわち節酒，飲酒回数の減少，特にビールは少なめとし，飲んだ後には水分の補給をし，またつまみとしてプリン体の多く含まれるものを避けるなどの指導が必要である．また肥満，高脂血症との関連も指摘されておりその意味でカロリーの制限も重要であろう．しかしアルコール依存症の診断がついたら断酒しかない．

## □ アルコール依存症患者の糖尿病

### 1．アルコールの耐糖能に及ぼす影響

アルコールの耐糖能に及ぼす影響は複雑である．すなわち血糖の恒常性の維持に関与するインスリン，グルカゴンを主体とした各種ホルモンの働き，糖代謝関連酵素活性，アルコール摂取時の栄養状態，飲酒量，さらにアルコール依存症などの長期の大量飲酒者では肝・膵などの臓器障害が大きな因子として加わり複雑となっている．したがってアルコール多飲者，特にアルコール依存症患者における糖尿病の治療は一様ではない．

表1 死亡したアルコール依存症患者の病名と死亡状況

| 病名 | n | 自宅での死亡 | 突然死 |
|---|---|---|---|
| 急性心不全 | 27 | 22 | 26 |
| 肝不全 | 17 | 3 | 1 |
| 癌 | 10 | 0 | 0 |
| 脳血管障害 | 8 | 1 | 4 |
| 原因不明 | 7 | 5 | 4 |
| 呼吸不全 | 7 | 2 | 1 |
| 上部消化管出血 | 7 | 0 | 2 |
| 急性心筋梗塞 | 4 | 3 | 1 |
| 膵炎 | 1 | 0 | 0 |
| 事故 | 7 | — | — |
| 不詳 | 4 | — | — |
| 計 | 99 | 36 | 39 |

### 2．アルコール依存症患者の糖尿病をどのように治療すべきか？

この問題はアルコール依存症の臨床家にとっては最重要の難問のひとつである．アルコール依存症患者では，膵臓と肝臓が障害されることに関連して，コントロール不良の糖尿病を併発する人が多い．入院などによる断酒中は病態の改善や安定化がみられ，つい一般の糖尿病患者と同様の治療をしたい気持ちになる．しかし退院後多くの患者は異常な飲酒行動を再開し，連続飲酒中は食事も摂らず治療への判断能力も失ってしまう．そのような状態では低血糖の状態でも低血糖症状が発現しにくく，中性脂肪で占拠されグリコーゲンの枯渇した肝臓と，食事摂取不良があいまって，致命的な低血糖をきたしやすい．また治療を全面放棄してしまう患者も多い．糖尿病の治療方法の有効性は，ある程度きちんとした生活ができる一般の糖尿病患者の研究に基づいて科学的に蓄積されてきたものだが，厳格な強化インスリン療法や何10単位もの多量のインスリン投与は，アルコール依存症患者の生活の実態を知っていると，治療の科学的根拠が崩壊しているばかりか，医療行為が患者の死亡に加担する可能性すらある．ここでは，アルコール依存症患者の糖尿病治療という科学になりにくい重要な臨床課題を述べていく．

### 3．アルコール依存症患者の糖尿病と生命予後，急死

国立アルコール症センター久里浜病院の予後調査では，アルコール依存症患者が問題飲酒を継続

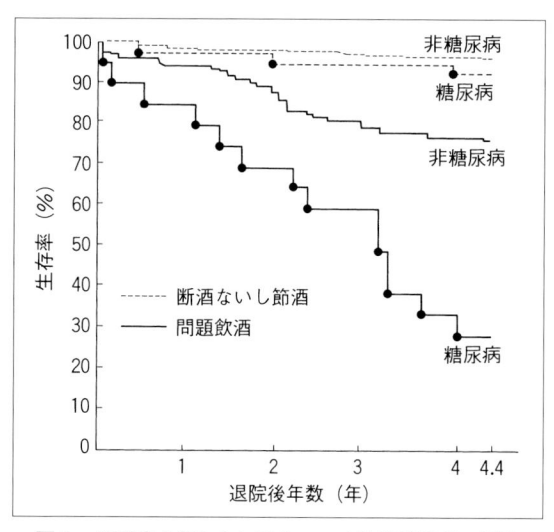

図1 肝硬変を伴わないアルコール依存症患者の退院後の飲酒状況と予後　　　（文献2)より）

した場合，もっとも予後不良なのは，肝硬変患者と並んで糖尿病患者である．

　筆者らは当院を1985年に退院したアルコール依存症患者のうち，その76％にあたる472例の患者の家族に1990年に連絡をとり，退院後の患者の状態について聞き取り調査を行った．退院後年数は4.4年から5.6年に及んだ．その結果，99例（21％）が平均51歳の若さで死亡していた．死亡病名と死亡状況を表1にまとめた．自宅で死亡して発見され，急性心不全や原因不明とされた者が多く，家族が予想していなかった急死が多かった．家族が理解していた急性心不全という病名は心疾患ではなく，一般的によくわからない急死者につける仮の病名と思われる．中年層男性の急死は，日本の研究およびヨーロッパの研究でも，その約3割がアルコール関連によるものであり原因はよくわからないことが多いと報告しており，アルコール依存症者では急死がもっともありふれた死に方である．最近，杠らは東京都監察医務院における研究から，急死した大酒家の多くが，食事を摂取しないで飲酒している状態では，高度の脂肪肝に脱水，低血糖，アシドーシスなどの代謝障害が加わって急死していることを明らかにし，大酒家突然死症候群という疾患概念を提唱している．

　退院後4.4年の時点での死亡例は85例であるが，その71％が入院前と同じ問題飲酒を続けて死亡しており，断酒していた人は12％にすぎなかった．対照的に，生存例では入院前と同じ問題飲酒を継続していた人は25％と少なく，41％は断酒していた．

　死亡例では糖尿病患者が31％，肝硬変患者が27％と多く，両方とも合併した者も11％にみられ，糖尿病または肝硬変患者は死亡例の実に半数を占めていた．肝硬変のない患者に限り比較すると，入院前と同じ飲酒を続けた患者の4.4年生存率は，糖尿病患者では26％であり，糖尿病のない患者の72％より極端に低かった．しかし断酒教育の効果のあった患者での生存率は，糖尿病患者で90％，糖尿病のない患者で94％といずれも高かった（図1）．

　死亡する危険性のオッズ比を多重ロジスト解析で計算すると，入院前と同じ飲酒の継続した患者で8.1倍（95% CI：4.6〜14.3），糖尿病患者で4.4倍（2.0〜9.4），肝硬変患者で3.3倍（1.5〜7.4），糖尿病と肝硬変の両方を合併した患者で3.7倍（1.2〜11.4），過去に振戦せん妄または幻覚が出たことのある患者で2.1倍（1.2〜3.6）であった．

　肝硬変のない糖尿病患者では，予期されなかった突然死が死亡例の56％と半数以上にみられ，肝硬変患者の多くが病院に入院して肝不全死していたのと対照的であった．インスリン治療を受けていた者が糖尿病患者の死亡例の78％にみられた．また，当院外来の初診時にインスリン療法を5年以上受けている患者は非常に稀であることより，コントロール不良の糖尿病が発病した患者では，アルコール依存症として長期間生きていくことは困難なことを反映していると思われる．

### 4．糖尿病性網膜症は軽く，神経障害は重い

　アルコール依存症患者にみられる糖尿病を一般の糖尿病患者と比較すると，アルコール依存症患者の糖尿病では糖尿病の家系が少なく，やせた人が多く，半数は慢性膵炎または肝硬変になっており，インスリン治療を受けている人が多かった．アルコール依存症患者の糖尿病では，足先のしびれ感などの末梢神経障害や自律神経障害が目立ち早くから増悪しているが，一方，神経障害は不釣り合いに他の糖尿病合併症である網膜症や腎障害は軽かった．ただし慢性膵炎の合併患者では，糖尿病の期間が長くなると普通の糖尿病患者と同様に網膜症が進行した．

アルコール依存症患者では長年の飲酒により動脈硬化が起きにくくなっており，糖尿病患者の眼底検査でさえ，網膜上の血管に動脈硬化像が少ない．血管障害につながる動脈硬化が少ないことが，網膜症や腎障害が起こりにくいことに関係しているのかもしれない．しかし，眼底検査で網膜はきれいだと言われても以下に述べるごとく喜ぶわけにはいかない．

### 5．自律神経障害合併例が飲酒を継続すると特に予後不良

末梢および自律神経障害はアルコール依存症だけでも起こり，糖尿病の発病によりさらに悪化しやすい．筆者らは，R-R間隔変動係数という簡単な心臓の自律神経検査を断酒後に行っている．また，アルコール依存症患者の心電図異常として知られていたQTc間隔の延長も，断酒後では自律神経障害を反映する．自律神経障害を伴う糖尿病患者やアルコール依存症患者はしばしば急死し，アルコール性肝硬変患者でもQTc間隔の延長例の多くが急死することが報告されている．筆者らの検討でも，アルコール依存症の糖尿病患者では，R-R間隔変動係数やQTc間隔で自律神経障害があると判断された者は，飲酒を続けると生存率がきわめて低く急死した者が多かった．自律神経系は，低血糖，脱水，アシドーシス，消化管出血，肺炎などの緊急事態に際して，患者自身に素早く危険を自覚させ，速やかな生体防御反応を働かせるうえで重要な役割を担っている．この機能の破綻は，飲酒している患者では致命的となりかねない．急死したアルコール依存症患者では，解剖しても高度の脂肪肝しかないことが多く，そのメカニズムは不明なことが多いが，アルコール依存症―糖尿病―自律神経障害―死という一連の連鎖が存在することが推測される．

### 6．アルコール依存症患者の糖尿病教室

国立アルコール症センター久里浜病院では，アルコール依存症患者の糖尿病教室で，この特殊な問題を重点的に教育している．一般の糖尿病の治療目標は10～20年経っても糖尿病合併症が生じないことを目的として厳しく設定されている．しかしアルコール依存症患者では，入院中は断酒しているので血糖コントロールは比較的容易だが，退院すればアルコール依存症の専門治療を受けていてさえも，半数以上の患者は飲酒するのである．飲酒時に血糖が下がりすぎて低血糖になる危険性があるうえインスリン治療をしている患者では急死の可能性が高く十分な注意が必要である．筆者らは，アルコール依存症患者の糖尿病教室で，以下の4点を繰り返し話している．1）飲酒と関連して糖尿病が増悪している，2）断酒ができなければ退院後短期間で突然死する可能性が高い，3）インスリンを注射しながら飲酒していると，危険な低血糖状態になっても気が付かないことが多い，4）断酒した患者の経過は良く，断酒を続けていると糖尿病が軽くなったり治ることもある．また，外来通院では，断酒することが最優先であり，断酒できる見通しがつくまでは，厳しい血糖コントロールを目標としていない．また，アルコール依存症患者では，断酒して1年位は，甘い物が食べたくなり過食となる人も多い．断酒に伴うイライラなどの精神症状の代償としての過食の可能性もある．断酒することが生命予後からも最優先の目標であり，個々の患者に応じて妥協点を探りながら食事指導をせざるを得ない．

### 文　献

1）金子希代子：アルコール飲料と尿酸代謝．高尿酸血症と痛風 6：159-157，1999

2）Yokoyama A, Matsushita S, Ishii H, Takagi T, Maruyama K, Tsuchiya M：The impact of diabetes mellitus on the prognosis of alcoholics. Alcohol Alcohol 29：181-186, 1994

3）横山　顕，高木俊和，石井裕正，他：アルコール依存症を合併した糖尿病患者における自律神経障害―RR間隔変動係数による検討．糖尿病 34：395-402，1991

4）Yokoyama A：Prognostic significance of QT prolongation and autonomic nervous dysfunction in alcoholics with diabetes mellitus. Keio J Med 42：141-148, 1993

5）杠　岳文：大酒家と急死―大酒家突然死症候群の提唱―．日本臨床 712（特別号）：639-642，1997

■ アルコール関連身体疾患

# アルコールと心循環器疾患

黒田　真理*
くろだ　まり

- 飲酒は血圧上昇の危険因子である．
- アルコール性心筋症の治療である断酒は進行を妨げるだけでなく，心機能の正常化および予後を良好にする．
- アルコール依存症患者の積算飲酒量が増加すると左室駆出率は低下する．
- 少量飲酒は冠動脈疾患の予防に貢献している．
- 大量飲酒者の突然死は不整脈が関与していると考えられている．

**Key Words**　高血圧症，アルコール性心筋症，心筋障害，不整脈，突然死

## はじめに

アルコールと心循環器疾患というテーマであるが，高血圧症，心筋障害，冠動脈疾患，不整脈の順序で話を進めていく．

## □ アルコールと高血圧症

高血圧症は循環器疾患の重要な危険因子の一つである．飲酒が血圧の上昇に関与していることは以前より経験的に言われてきたが，1970年代に入り飲酒と昇圧との因果関係が注目されるようになってきた．

MacMahonの統計では30の疫学的断面調査を分析し，ほとんどの報告で3 drinks/日（1 drink：エタノール約10 g）以上の飲酒者では非飲酒者と比較し血圧が有意に高いことを指摘している．しかし，3 drinks以下の飲酒者については約25％の報告で非飲酒者と比較し血圧が高く，逆に約40％の報告では正反対の結果であった．

同じ総説で六つの高血圧発症の追跡調査を検討しているが，そこでも飲酒が血圧上昇の危険因子であることが示されている．

国内の研究では，1984年にUeshimaらにより報告された疫学的断面調査がある．これは40〜69歳の都市部男性492人と農村部男性395人を対象に1975年から1977年の2年間調査したものである．この報告によるとエタノール28〜55 g/日の中等量の継続飲酒において血圧上昇と飲酒との相関性を認めている（表1）．また日本人女性の場合は一定の飲酒量を超えると血圧が上昇するのではなく，少量の飲酒でも血圧上昇と関係する可能性があるという報告もある．

表1　飲酒と高血圧症の関係

| 1日飲酒量 | 都市部男性（492人） | | | 農村部男性（395人） | | |
|---|---|---|---|---|---|---|
| | 人数 | 平均年齢 | 高血圧者数（％） | 人数 | 平均年齢 | 高血圧者数（％） |
| ① 飲酒なし | 158 | 55.2 | 30 (19.0) | 76 | 52.9 | 10 (13.2) |
| ② 禁酒家 | 25 | 58.8 | 9 (36.0) | 10 | 58.4 | 6 (60.0) |
| ③ 28 g/日未満 | 105 | 55.3 | 37 (35.2) | 59 | 50.0 | 16 (27.1) |
| ④ 28〜55 g/日 | 120 | 55.3 | 38 (31.7) | 69 | 53.3 | 22 (31.9) |
| ⑤ 56〜83 g/日 | 61 | 55.6 | 24 (39.3) | 116 | 51.7 | 50 (43.1) |
| ⑥ 84 g/日以上 | 23 | 57.3 | 12 (52.2) | 65 | 52.6 | 34 (52.3) |

注）高血圧症は160/95 mmHg以上または降圧剤服用者としている．
（Ueshimaら：J Chronic Dis, 1984より改変）

* 慶應義塾大学医学部　腎臓内科

次に飲酒による昇圧機序について触れるが，機序については明確にされておらずいくつかの説がみられる．

① 飲酒による血中エピネフリン濃度の上昇やレニン・アンギオテンシン系の活性化が血圧上昇に関与するという報告がある．しかし，飲酒時には昇圧ホルモンの上昇は認めていないという正反対の報告もある．

② アルコール依存症患者が禁酒したときに血圧上昇を認められることがある．これは，飲酒者の血圧上昇はアルコール離脱症状の一つとして考えるものである．

③ 動物実験において，エタノールにより血管内皮の弛緩作用が抑制されることが示されている．

④ 動物実験において，エタノール長期投与により血管平滑筋の調節をする細胞内カルシウム濃度が上昇し，昇圧物質に対する血管感受性の亢進がみられたと報告されている．

□ アルコールと心疾患

### 1．アルコール性心筋症

アルコール性心筋症は30～50歳代の長期および大量飲酒者に稀に見られる疾患である．症状としては無症状のものから動悸，息切れ，不整脈などを認めるものがある．断酒しなければ心筋障害は進行し，それに伴い左心不全，右心不全さらに両心不全へと症状の進行を認める．心電図では初期より不整脈の合併が多く，心房細動，心房粗動，心室性期外収縮をはじめ伝導障害，左室肥大などの多彩な所見を呈し，最終的には拡張型心筋症と同様の臨床像へと至る．心エコーではびまん性壁運動低下を伴う左室拡張障害，駆出率の低下が認められる．

根本的な治療方法は断酒以外になく，断酒によりアルコール性心筋症の進行を妨げるだけでなく，心機能の正常化および予後を良好にすることが可能である．

しかし，アルコール性心筋症では可逆性と不可逆性の臨界点があり，これを超えると断酒をしていても不可逆性の心筋障害へ移行するとされている．現在，この臨界点に関与している因子はさまざまに言われているが明確にはなっていない．

### 2．アルコールと心筋障害

長期間の大量飲酒により心筋障害を認めるが，心エコー所見では左室壁の肥厚，左室壁運動の低下を認める．積算飲酒量と左室壁運動の低下および左室心筋量との相関性について調査している報告がある．1989年にMarquezらが50人の男性アルコール症患者を対象に飲酒が心筋に及ぼす影響について，心エコー，心筋生検などの諸検査を用い調査している．この報告では積算飲酒量が体重1kgあたり30kgになると左室駆出率は50％まで低下し，アルコール依存症患者では積算飲酒量が増加すると左室駆出率が低下するという結果が示されている．また，積算飲酒量とともに左室心筋量が増加することも認められている（図1）．

アルコールによる心筋障害の発生機序については現在まだ明らかにされていないが，いくつかの説がある．ここでいくつかを紹介する．

① アルコールおよびアルコールの代謝産物であるアセトアルデヒドによる直接作用の一つとして心筋障害がある．アセトアルデヒドには心機能抑制作用があり，その機序としては細胞内のミトコンドリア呼吸機能，心筋タンパク合成，カルシウム―心筋線維の相互作用などの障害が関与してい

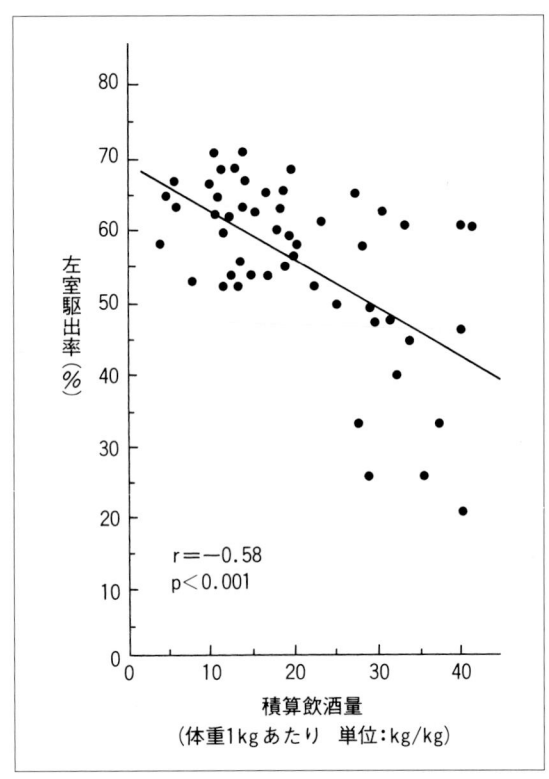

図1　積算飲酒量と左室駆出率との相関
（Marquezら：N Engle J Med, 1989より）

るとされている．

②飲酒による栄養障害，電解質障害（低カリウム血症，低マグネシウム血症など）によるもの．

### 3．アルコールと冠動脈疾患

欧米では，少量の飲酒者はまったく飲酒しない人よりも全死亡の危険性が低下し，その原因が冠動脈疾患の死亡率を引き下げるためだとする報告が多い．先駆的な報告であるハワイ日系人を対象に行われた調査では，血中HDL-コレステロールは飲酒量の増加とともに増加し，逆にLDL-コレステロールは減少している．そして，血中HDL-コレステロールが高いほど，また血中LDL-コレステロールが低いほど冠動脈疾患の罹患率が減少することが示されている．

この考察によると，飲酒による冠動脈疾患の予防作用のうち約50％はHDL-コレステロールの増加に起因し，18％はLDL-コレステロールの減少によるものであるという．しかし，飲酒により収縮期血圧が上昇し，このため冠動脈疾患の危険性は17％増加し，LDL-コレステロール減少分が差し引かれるとしている．一方，飽和脂肪酸の摂取量が多いほど冠動脈疾患の死亡率が高くなることが知られているが，冠動脈疾患の死亡率を国別でみてみると，フランスでは飽和脂肪酸の摂取量が多いにも関わらず冠動脈疾患の死亡率が低く，この現象は"French Paradox"と呼ばれている．さまざまな研究者がフランス人のワイン摂取量に着目し研究している．フランス人の飽和脂肪酸が他の欧米諸国の人と比較して多いのにワインの消費量が多いので，赤ワインに特に多く含まれるポリフェノールが血小板の凝集を抑制したり，動脈硬化を進展させるLDL-コレステロールの酸化を抑制することなどにより，冠動脈疾患の死亡率低下に貢献しているという説もある．しかし実際は，多くのコホート研究で冠動脈疾患の抑制作用はすべてのアルコール飲料にみられ，ポリフェノールを多く含む赤ワインが特に優れた効果を持つことは示されていない．

アルコールによる抗血小板作用の機序について Laugらはアルコールは血管内皮細胞からの組織プラスミノーゲンアクチベータ（t-PA）分泌を促進し，冠動脈疾患の発症に関与する線溶活性に対し飲酒が良い影響を与えている可能性があるとしている．

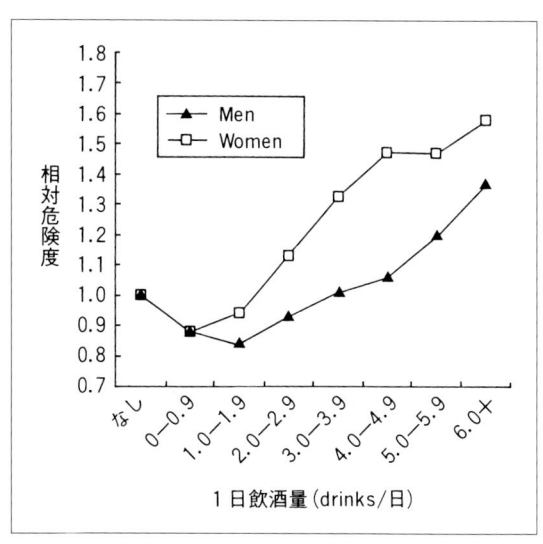

図2 全死亡の危険度と飲酒量の関係
（Holmanら：MJA, 1996より）

では，国内においてはどのようになっているのだろうか．日本人の冠動脈疾患の死亡率は人種，食生活の違いからか欧米人よりかなり低く，この種類の研究は少ない．最近，Kitamuraらは40～59歳の男性会社員8476人を対象に1975年から1984年までの追跡調査を報告している．

この対象はいずれも冠動脈疾患のリスクを有しておらず，この中で非飲酒者，機会飲酒者，常習飲酒者に分けてそれぞれの冠動脈疾患発生に関して検討し，日本人でも飲酒が冠動脈疾患の増加を予防する可能性を示している．

次に，少量飲酒が疾患に対しどのような影響があるかを検討している報告があるので紹介する．

Holmanらは，全死亡率と飲酒の関係を14の厳密なコホート研究のメタアナリシスで検討し，男女いずれも飲酒しない人と比べ一定の飲酒量までは全死亡率が低下し，一定量を過ぎると反対に全死亡率が増加し，J-shape効果と言われる現象を認めている．また性別で全死亡率をもっとも低下させた飲酒量はそれぞれ違い，男性では1.0～1.9 drinks/日であり，女性では0～0.9 drinks/日と男性に比べ少量であった（図2）．

昨年，Tsuganeらにより日本人男性19231人の全死亡および冠動脈疾患や癌の死亡と飲酒および喫煙の関連についてのコホート研究が報告された．この報告では少量の飲酒は冠動脈疾患だけでなく癌の死亡率もJ-shapeの関係で抑制した．ただ

表2 飲酒における上室性不整脈の相対危険度

| 不整脈 | ≧6群 (n=1322) % | ≧6群 (n=1322) n | <1群 (n=2644) % | <1群 (n=2644) n | ≧6群対<1群の相対危険度 | p値 |
|---|---|---|---|---|---|---|
| ①心房細動 | 1.1 | 15 | 0.5 | 13 | 2.3 | 0.02 |
| ②心房粗動 | 0.6 | 8 | 0.2 | 6 | 3.0 | 0.05 |
| ③上室性頻拍 | 0.4 | 5 | 0.1 | 2 | 5.0 | 0.03 |
| ④上室性期外収縮 | 3.3 | 43 | 1.3 | 32 | 3.0 | <0.01 |
| ⑤①, ②or③ | 1.6 | 21 | 0.7 | 19 | 2.3 | <0.01 |

注）<1群；1日飲酒量が1杯未満, ≧6群；1日飲酒量が6杯以上
（Cohenら：Am J Cardiol, 1988より）

し，喫煙しない人に関してみるとこの効果は有意であったが，喫煙者についてはほとんど効果が認められなかった．

心筋梗塞後の飲酒の効果について調査している報告もある．Muntwylerらは心筋梗塞の既往歴のある男性と，ない男性の2群に分け冠動脈疾患のみの死亡率および全死亡率と飲酒の関連を調査している．それによると全死亡率と冠動脈疾患の死亡率とも2群で非飲酒者と比べ死亡率の低下を認めた．特に2群とも2〜6 drinks/週の飲酒者でもっとも死亡率の低下が認められた．しかし，心筋梗塞の既往をもたない群では2〜6 drinks/週を境に死亡率が上昇しU-shapeの関係を認め，心筋梗塞の既往をもつ群は飲酒量が増えても死亡率が低下傾向を示した．この報告では，心筋梗塞の既往をもつ男性においては少量の飲酒は全死亡率を低下させると結論づけている．しかし，これは心筋梗塞前からの飲酒習慣の継続であり，もともと飲まない人に心筋梗塞になったら飲酒しましょうというものではない．また，日本人では欧米人と異なりアルコールに弱い体質の人が多く，飲酒で動悸がするような体質の人の飲酒は，心筋梗塞患者では危険であることは言うまでもない．

以上，飲酒と冠動脈疾患についてさまざまな報告，調査を交え見解を紹介したが，少量飲酒は冠動脈疾患の予防に貢献しているというのは一致した見解である．しかし，飲酒が肝疾患，脳血管疾患などその他の疾患に影響を与えず心保護作用にのみ作用する摂取量はごく少量に限られる．このため，少量なら身体に良いといってすすめることは個々の患者の受け止め方により時には害をなす結果になり得るため，一概に飲酒をすすめることは避けるべきであろう．

## 4．アルコールと不整脈

過度の飲酒により不整脈が生じることが知られており，欧米では週末または休日の大量の飲酒で不整脈が誘発されることが多いことから"holiday heart syndrome"と呼ばれている．

飲酒により認められる不整脈は上室性の頻脈性不整脈が多く，その他の心電図異常として心房細動，心房粗動，上室性頻拍，上室性期外収縮，QT時間の延長，伝導障害などがある．

Cohenらは飲酒量と上室性不整脈の関連について検討し，飲酒量を1日6 drinks以上の群と1日あたり1 drink未満の群で比較すると，明らかに飲酒回数が多い1日6 drinks以上の群に不整脈の発生頻度が高くなっていた（表2）．

大量の飲酒家においてしばしば突然死する症例を認めるが，これに関しても不整脈が関与している可能性がある．Dayらの報告ではアルコール依存症患者におけるQT時間の延長と突然死の関係について検討している．

肝機能障害を合併しているアルコール依存症患者69例と非飲酒者40例のQT時間を算出し比較して4年間の経過観察を行っている．4年間での死亡者は14例であり，生存者よりもQT時間が延長していた．さらに突然死した例は14例中6例であり，いずれも顕著なQT時間の延長が認められていた．QT時間の延長については交感神経の活性化とそれに伴う心筋活動時間の延長が原因の一つと考えられている．これより肝機能障害を伴うアルコール依存症患者と突然死との間に関連があるものと考えられている．

## 文 献

1) MacMahon S：Alcohol Consumption and

Hypertension. Hypertension **9**：111-121, 1987

2 ) Ueshima H, et al：Alcohol intake and hypertentions. J Chronic Dis **37**：585-592, 1984

3 ) Urbano-Marquez A, et al：The effects of alcoholism on skeletal and cardiac muscle. N Engl J Med **320**：409-415, 1989

4 ) Kagran A, et al：Alcohol and cardiovascular disease；The Hawaiian experience. Circuiation **64**(Suppl III)：27-31, 1981

5 ) Renaud S, De Lorgeril M；Wine, alcohol, platelets, and the French Paradox for coronary heart disease. Lancet **339**：1523-1526, 1992

6 ) Laug WE：Ethyl alcohol enhances plasminogen activator secretion by erdothelial cells JAMA **250**：772-776, 1983

7 ) Kitamura A, et al：Alcohol intake and Premature coronary heart disease in urban Japanese men. Am J Epidemiology **147**：59-65, 1998

8 ) C D'Arcy J Holman, et al：Meta-analysis of alcohol and all-cause mortality；a validation of NHMRC recommendations. MJA **164**：141-145, 1996

9 ) Tsugane S, et al：Alcohol consumption and all-cause and cancer mortality among middle aged Japanese men；Seven year follow up of the JPHC study cohort I. Am J Epidemiology **150**：1201-1207

10) Muntwyler J, et al：Mortality and light to moderate alcohol consumption after myocardial infarction. Lancet **352**：1882-1885, 1998

11) Cohen AE, et al：Alcohol use and supraventricular arrhythmia. Am J Cardiol **62**：971-973, 1988

12) Day CP, et al：QT prolongation and sudden cardiac death in patients with alcoholic liver disease. Lancet **341**：1423-1428, 1993

■ アルコール関連身体疾患

# アルコールと中枢神経疾患

杠　岳文*
ゆずりはたけふみ

- 大量飲酒者には高頻度に種々の脳神経症状を認める．このため神経学的診察は必須である．
- 大量飲酒者の脳神経障害の発症機序には，アルコール自体の影響，栄養障害，臓器障害による2次的影響などが考えられる．
- 大量飲酒者には脳萎縮を高頻度に認めるが，必ずしも脳萎縮と知的機能低下との関連は明らかでなく，また多くは可逆性である．
- ビタミン欠乏による疾患（Wernicke脳症，ペラグラ脳症）については，緊急に欠乏するビタミンの補充が必要である．また，低Na血症の補正は，中心性橋髄鞘融解を予防するためにゆっくりと行う．
- 大量飲酒者には頭部外傷も多く，疑われるときには早急に画像診断を行う．

**Key Words**　大量飲酒，脳神経疾患，発症機序，脳萎縮，頭部外傷

## はじめに

　長期大量飲酒者あるいはアルコール依存症者（以下，合わせてアルコール症者と略す）に高頻度に種々の脳神経障害がみられることは古くからよく知られている．しかしながら，実際の臨床場面では患者が診察時に酩酊状態にあったり，離脱症状を呈していたりすると，十分な診察がなされず，これらの脳神経疾患を見逃し，症状が重篤さらには致命的になってから気付かれている例もまま見受けられる．アルコール症者の脳神経障害は非常に高頻度に出現し，この中には緊急な対応を要するものも含まれており，アルコール症者の診察にあたっては，神経学的診察はどのような場合にあってもまず必須のものである．

## □ アルコール症者によくみられる神経症状

　アルコール依存症患者にみられる神経症状と頻度については，吉井ら[1]が断酒2週間後の神経症状を検討し，その出現頻度を報告している．この中で，眼球運動系では，階段状の追跡眼球運動異常（41.1％）が多く，反射系では膝蓋腱反射の亢進（27.9％）および低下（27.9％），アキレス腱反射低下（36.9％）が多く認められている．また運動系では，姿勢振戦（23.8％）のほか，下肢優位の協調運動障害（15.6％），歩行障害（13.1％）が多く，感覚系では，特に下肢優位に対称性にみられる表在感覚障害（38.5％）および深部感覚障害（31.1％）が多いと報告している．高須ら[2]の報告でも同様に，アルコール依存症患者の36％に神経症状を認め，このうち，多発性ニューロパチーが90％ともっとも多く，次いで痙縮が27％，小脳障害が23％となっている．

## □ アルコール症者にみられる脳神経疾患

　アルコール症者にみられる脳神経障害の発症機序については，①アルコールあるいはその代謝産物の神経・筋への直接の作用（毒性）によるもの，②大量飲酒に付随してみられる栄養障害，ビタミン欠乏，電解質異常によるもの，③アルコール症者に合併する他の臓器障害の影響によるもの，④その他（頭部外傷）が考えられる．しかし，この中でもアルコール自体の神経への直接の毒性によるものか，2次的な栄養障害などを介したものかはしばしば議論となるところで，いずれの機序によるものか明確にできないものも多い．また，実際の診療では，さらに離脱症候群や臓器障害の影響によるものも重複してみられることが多く，神経症状の評価，診断はさらに難しい問題となっている．現状では上記のごとく明確な分類をすることが困難な面もあるが，これまでの知見を整理しアルコール症者にみられる脳神経障害を発症機序によりまとめてみたものが表1である．ここでは，

*国立肥前療養所　精神科

表1　大量飲酒に関連して見られる脳神経障害

① アルコール自体の神経への直接の作用（毒性）によるもの
- 急性アルコール中毒（単純酩酊，複雑酩酊，病的酩酊）
- アルコール依存症
  → アルコール離脱症候群（振戦，けいれん発作，振戦せん妄など）

② 大量飲酒に付随してみられる栄養障害，ビタミン欠乏，電解質異常がアルコール自体の神経毒性より重視されているもの
- Wernicke脳症
- ペラグラ脳症
- 中心性橋髄鞘融解（central pontine myelinolysis）
- アルコール性ニューロパチー
- アルコール性ミオパチー
- 亜急性連合性脊髄変性症
- 低血糖脳症

③ アルコール自体の神経毒性の可能性を含めた複合的な要因が考えられるもの，あるいはいまだ発症機序が明確でないもの
- Marchiafava-Bignami病
- アルコール性層性皮質硬化症
- アルコール性小脳変性症
- アルコール性脊髄症
- 脳萎縮

④ アルコール症者に合併する他の臓器障害の影響によるもの
- 肝性脳症
- 糖尿病性ニューロパチー
- 糖尿病性昏睡
- 脳血管障害（脳出血，くも膜下出血，脳梗塞）

⑤ その他
- 頭部外傷（脳挫傷，慢性硬膜下血腫など）

紙面の制限もあり以下に，いくつかの主要な疾患について解説する．Wernicke脳症については本書「Wernicke-Korsakoff症候群：木村」を参照されたい．

□ アルコール症者にみられる脳萎縮

　アルコール症者の脳萎縮については，気脳写が用いられた時代から知られていたが，特にCTやMRIが出現してからは多くの報告がある．図1は，アルコール依存症患者と通常飲酒者の脳萎縮の差をみるために，頭蓋腔内に占める脳実質の割合を頭部CT画像と画像解析装置を用いて比較したものである．アルコール依存症患者では通常の飲酒者に比べ20歳代から明らかな脳の萎縮がみられることがわかる．脳萎縮の機序については，アルコール自体の神経毒性によるものか栄養障害によるものか明らかではない．アルコール症者の脳萎縮については，可逆性があること，すなわち断酒後徐々に脳萎縮が改善されることが認められている．図2に示したのは脳萎縮が断酒後に著明に改善した例の頭部CT像である．このため萎縮とは呼ばず，収縮（shrinkage）あるいは仮性萎縮（pseudoatrophy）ということもある．また，この（可逆的）脳萎縮と知的機能との相関も必ずしも明らかではない．大量飲酒に伴う脳萎縮は患者にもわかりやすいものであり，その回復可能性からも，筆者は，肝機能障害と同様に患者の断酒への動機付けに利用している．

□ アルコール性ニューロパチー

　高須ら[2]が報告しているように高頻度に認める．四肢の遠位部に左右対称性に認められ，多くの症例で下肢優位である．感覚鈍麻よりも異常感覚や疼痛が症状の前景に出ることが多いとされており，"両足のジンジンした痛み"を初発症状にすることが多い．感覚障害に比べ頻度は低いが，両下肢の筋力低下も認めることがある．一方，アルコール症者には高頻度に糖尿病の合併がみられ，実際にはアルコール性か糖尿病性かの鑑別が難しいケースもある．

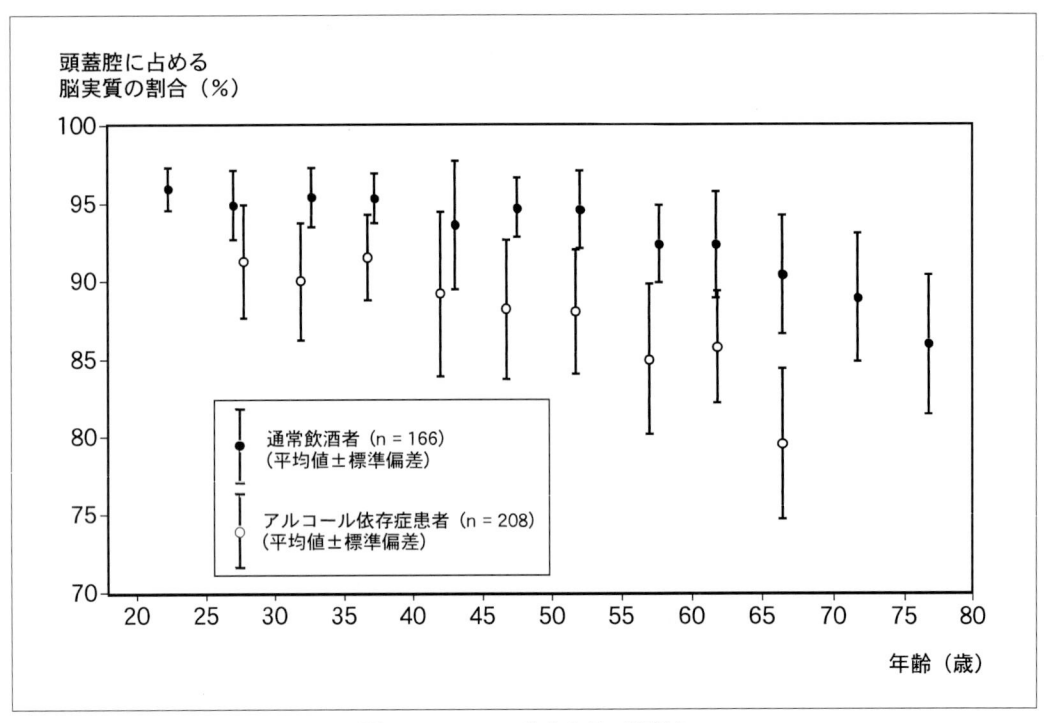

**図1 アルコール依存症者の脳萎縮**
アルコール依存症患者と通常飲酒者について頭蓋腔に占める脳実質の容量を％表示したものである．いずれの年代でも，アルコール依存症者での脳萎縮が認められる．

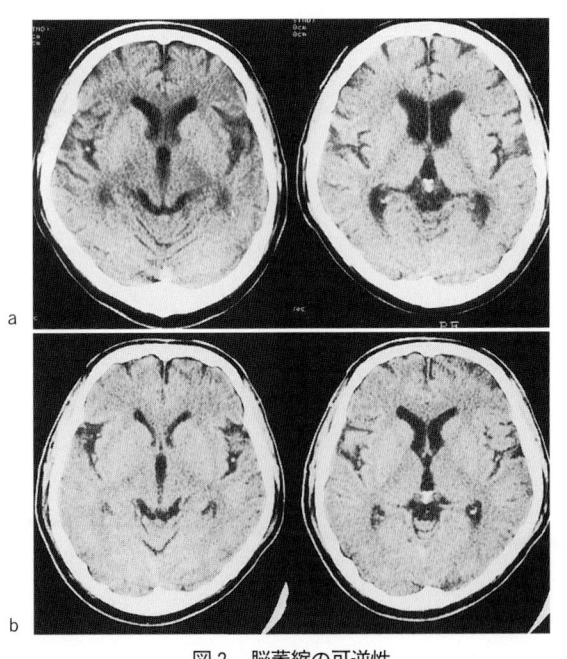

**図2 脳萎縮の可逆性**
3年前に連続飲酒で入院時の頭部CT画像（a）と3年間断酒後のもの（b）である．明らかな脳萎縮の回復がみられている．

□ **アルコール性小脳変性症**

　小脳症状は，酩酊時や離脱期に一過性の症状としてみられるものが多く，臨床病理学的に確認されたアルコール性小脳変性症の報告例はわが国では数少ない．アルコール性小脳変性症の症状は，失調性歩行を特徴とする．画像上では，小脳前上部の小脳溝の拡大がみられることが多い．

□ **中心性橋髄鞘融解**
　　　　　　　　　　（central pontine myelinolysis）
　以前は剖検でしか確認されなかったが，最近の画像診断技術の進歩とともに，CTやMRIで診断される例も増えてきている（図3）．病理学的には，橋中心部に脱髄巣を認める．症状は病巣の広がりによって異なるが，四肢麻痺，仮性球麻痺，意識障害をみることが多く，死亡例も多い．橋以外の視床，基底核にも同様の病変を認めることがあり，橋外髄鞘融解（extrapontine myelinolysis）と呼んでいる．病因は，低Na血症の急激な補正によると考えられており，1日に12 mEq/$l$以上のNaの急速な補正は危険とされる．

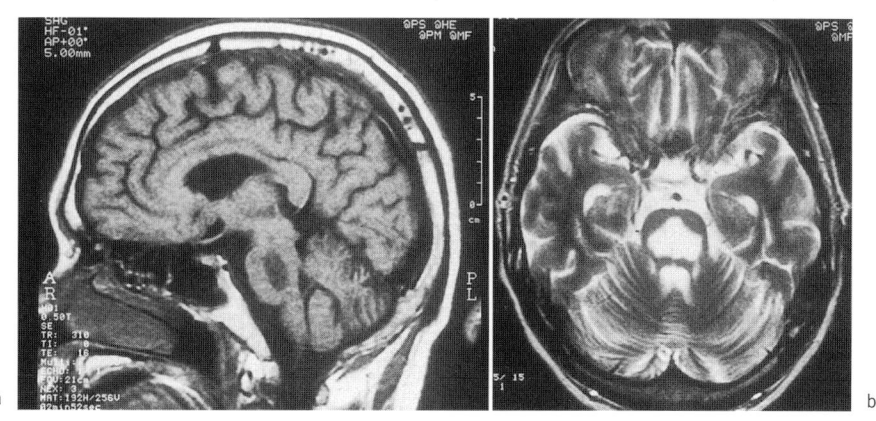

図3 中心性橋髄鞘融解のMRI画像
橋中心部にT1強調画像（a）で低信号，T2強調画像（b）で高信号を呈する病変として認める．

### □ Marchiafava-Bignami 病

MarchiafavaとBignamiが赤ワインを飲んで脳梁変性を起こしたイタリア人の剖検例を報告したことに始まる疾患である．以前は赤ワインがこの疾患の原因とも考えられたが，最近では各国でワイン以外の酒類での報告がされており，病因についても，アルコールあるいはその代謝産物による神経毒性によるか，栄養障害性のものか不明である．病理像は，脳梁の左右対称性の境界明瞭な脱髄巣であるが，この他にも前交連や視交叉などに脱髄巣をみることが多い．

### □ ペラグラ脳症

ニコチン酸欠乏によって起こる．精神症状，消化器症状，皮膚症状がみられるが，精神症状は，神経症様症状，抑うつ，せん妄，幻覚妄想など多彩である．病理学的には，大脳皮質大型錐体細胞や橋核神経細胞などに central chromatolysis がみられる．緊急にニコチン酸を投与することが重要で，放置すれば致命的となる．

### □ 脳血管障害

大量飲酒は，脳梗塞，脳出血，くも膜下出血のいずれも増加させることが，数多くの疫学調査で明らかになっている．大量飲酒が動脈硬化を促進し，高血圧をもたらすことが主な原因と考えられる．一方で，どの位までの飲酒であれば脳血管障害のリスクがないか，はたして少量の飲酒であれば脳梗塞の危険を低下させるのかなどについてのわが国での疫学データは少なく，今後の課題である．

### □ 頭部外傷

アルコール症者には酩酊しての事故や転倒によりしばしば頭部外傷を認める．その頻度について赤井ら[3]は，1534名のアルコール依存症患者の0.6％に慢性硬膜下血腫を認めたとしており，筆者ら[4]が大酒家の解剖例について調査したところ，頭部外傷以外で死亡したものの9％に慢性硬膜下血腫や陳旧性脳挫傷などの外傷性病変を肉眼的に認めた．これらの病変は，酩酊中の転倒などにより起こっており，診察時に受傷の機転がはっきりしないことも多い．いずれにせよ頭部外傷が疑われる患者には，画像診断を用いた頭蓋内病変の検索が必要である．

### まとめ

アルコール症者にはさまざまな脳神経障害を認める．この中には緊急な対応を要するもの多く，大量飲酒者の診察にあたっては，まずこうした脳神経障害の疑いを持ち神経学的診察を行うことが肝要である．治療は，アルコールの摂取を止め，欠乏するビタミンなどの補充を行い栄養状態を改善させること，さらには合併する他の臓器障害の治療を行うことが基本となる．

### 文献

1) Yoshii F, Kobakake K, Shinohara Y, et al：Neurological manifestations in chronic alcoholics. Tokai J Exp Clin Med 10：615-620, 1985

2) 高須俊明, 千田光一, 亀井 聡, 他：飲酒者の小脳障害について―慢性多量飲酒者にみられる小脳

障害の頻度，症候の特異性，およびCT所見―．厚生省特定疾患神経変性疾患調査研究班 昭和57年度研究報告書．188-193, 1983

3) 赤井淳一郎, 樋口 進, 村松太郎, 他：アルコール症にみられた慢性硬膜下血腫について．精神医学 29：105-109, 1987

4) 杠 岳文, 中村俊彦, 庄司宗介, 他：飲酒と急死―東京都監察医務院における飲酒関連急死者の調査より―．アルコール研究と薬物依存 28：95-119, 1993

■ アルコール関連身体疾患

# アルコールと末梢神経障害

真先　敏弘*

- アルコール性末梢神経障害は，アルコールの長期大量摂取に伴って起こってくる神経障害として頻度が高く，日常的にもっともよくみかけるポリニューロパチーの一つである．
- 神経伝導速度検査では，活動電位の振幅の低下が主に認められ，伝導速度は比較的保たれる．
- 腓腹神経生検では，軸索変性主体の所見がみられる．
- 原因は，アルコールないしその代謝産物の神経毒性または栄養障害という2説があるが，結論は出ていない．
- 治療は断酒とバランスのとれた食事摂取であり，特異的な治療法はない．

**Key Words**　アルコール性末梢神経障害，ポリニューロパチー，異常感覚，軸索変性，栄養障害

## はじめに

　アルコール性末梢神経障害は，アルコールの長期大量摂取に伴って起こってくる神経障害として頻度が高く，日常的にもっともよくみかけるポリニューロパチーの一つである．20世紀前半においてはアルコール性末梢神経障害の研究は盛んに行われ，その病態機序の解明において一定の成果を上げたが，近年，この疾患に対する医学的関心はむしろ低下してきたようにも思われる．しかしそれにもかかわらずその臨床病理学的特徴，原因についてはいまだに不明な点が多い．本項ではこのアルコール性末梢神経障害について解説し，今後に残された問題について若干の考察を加えたい．

## □ 疫　学

　正確な頻度は不明であるが，アルコール依存症患者の約10%という報告があり，実際その程度であろうと考えられてきた．一方でアルコール性末梢神経障害と考えられている症例を詳細に調べてみると他の基礎疾患（遺伝性ないしは自己免疫性ニューロパチーなど）を持つ場合が多く，アルコール多飲が原因で起こる末梢神経障害はそれほど多くはないのではないかと考えている研究者もいるが，その真偽については確認されていない．男女比については，アルコール依存症患者の中で末梢神経障害を発症する頻度は女性の方が高いという報告が多いが，その原因は明らかではない．

## □ 臨床症状

　多くは両側下肢遠位部の異常感覚・疼痛で始まり徐々に悪化するが，アルコール大量摂取の時期に急激に悪化することもあるという．この知覚異常は夜間の訴えが多く睡眠を妨げることも多いが，進行すると1日を通じて感じられるようになり，物に触るときに強い疼痛を訴えることもある．下肢の焼けるような疼痛（burning feet）も時にみられる．神経学的所見として下肢遠位部の対称性の感覚障害がみられ，温痛覚，触覚，深部知覚のいずれも障害され得るが，それらの程度は必ずしも平行しない．運動障害は知覚障害に比べると軽い場合が多いとされるが，下肢の筋萎縮・筋力低下が主にみられる．歩行はataxic gaitを示すことが多いが，これは小脳失調と深部知覚障害の影響と考えられる．深部反射は，アキレス腱反射は通常減弱ないし消失するが，膝蓋腱反射は減弱することも亢進することもある．

　以上からわかるようにいわゆるポリニューロパチーの形をとるのが普通であるが，非対称性の末梢神経障害がpressure palsyなどの形で出現することもあるという．また，近位筋優位の筋萎縮・筋力低下を示す場合があり，アルコール性ミオパチーと称されてきたが，真のミオパチーなのか神経原性なのかについては議論があり確定していない．

* 国立アルコール症センター久里浜病院　神経内科

自律神経障害として，下肢遠位部の皮膚発赤・萎縮，発汗過多または無汗，心電図上のR-R間隔の異常を認めるが，時に起立性低血圧，膀胱直腸障害もみられるという．

□ 酒量との関係

本邦の報告によると酒量が1日3合以上から末梢神経障害がみられ，5合以上だとさらに頻度が増加する．一方，1日2合以下ではほとんど起こらないという．

□ 検査所見

1．電気生理学的所見

神経伝導速度検査においては，感覚神経の活動電位振幅の低下が腓腹神経など下肢遠位部に認められるが，伝導速度は比較的保たれる．運動神経伝導検査でも，程度は軽いが筋活動電位振幅と伝導速度において感覚神経と同様の変化がみられる．針筋電図では下肢遠位部を中心に神経原性変化を認める．

2．腓腹神経生検所見

軸索変性と考えられる所見が主に認められるとされている．すなわち，有髄・無髄線維密度の減少がみられ，有髄線維においては，すべての径の神経線維が障害されるが，特に小径線維の変化が強いとする報告もある．ときほぐし法でもさまざまな段階の軸索変性の所見がみられるが，節性脱髄の頻度は正常と差がないと報告されている．炎症性変化や血管の変化はみられないとされる．

□ 病態機序

かつてはアルコール多飲に合併する栄養障害が原因であるとする報告が多くみられた．Behseらの報告は単一のビタミンBないしは低カロリーのみではアルコール性末梢神経障害は説明できないことを示唆しているが，それ以外の栄養素の欠乏が原因である可能性は否定できない．アルコールおよびその代謝産物の神経毒性も古くから可能性としては考えられている．近年，アルコール性末梢神経障害の発症がアルコール摂取量のみと相関がみられたとし，この説を支持する報告もある．しかし，アルコールないしその代謝産物が末梢神経に対し何らかの毒性を持つかどうかについては，動物実験や培養神経細胞を用いた実験でもいまだはっきりした証拠はない．Windebankらは種々の濃度のアルコール存在下でラットembryoの神経細胞の神経成長因子に依存する突起伸長への影響を調べたが，濃度0.1％では影響はなく，0.2％で軽度の阻害があり，0.25～0.35％で有意に阻害されたと述べている．しかしembryoをsampleに使用している点で，この結果がそのままヒト成人にあてはまるとは言えない．以上のようにアルコール性末梢神経障害の病態機序の詳細はいまだ不明な点が多いと言わざるを得ない．

□ 治療および予後

治療は，断酒・バランスのとれた食事摂取が理想であるが，実際には必ずしも容易ではない．しかし，理想的にいかない場合でも少なくとも種々のビタミン補給と十分なカロリー補給は必要である．異常感覚，疼痛に対しては，抗てんかん薬（carbamazepine, phenytoinなど），抗うつ薬（amytriptylineなど），mexiletine, capsaicinクリームなどが対症的に用いられる．

予後については，神経障害の程度が強くなるほど回復が困難となることが常識的には予想されるが，少なくとも軽度から中等度のニューロパチーの患者に上記のような理想的な治療が可能であった場合は3～5年後にはほぼ完全に回復し得ることが報告されている．ただし，回復する場合でも月単位で徐々にという経過が普通である．

おわりに

以上概観してきたようにポリニューロパチーの中でアルコール性末梢神経障害の頻度は高く，それに伴うしびれ・疼痛といった知覚障害はADLに大きな影響を与えることが多いにもかかわらず，病態機序はいまだに不明な点が多く，断酒・栄養補給以外の特異的な治療法もないのが現状である．病態機序については栄養障害がかつて疑われたが，少なくとも本邦においては，食生活の内容が時代とともに変化してきたことがアルコール性末梢神経障害の病態機序に影響を与えている可能性は否定できない．そういった観点からいえば，現代におけるアルコール性末梢神経障害の臨床病理的特徴を捉え直すことは必要である．また近代的な分子生物学的手法を用いた病態機序解明への努力も十分になされているとはいえず，こういった点がこの疾患における今後の課題ではないかと考える．

文　献

1）Windebank AJ：Polyneuropathy due to nutritional deficiency and alcoholism. In Peripheral

Neuropathy (edited by Dick PJ, Thomas PK), WB Saunders, Philadelphia, Vol 2, p 1310, 1993

2) Delwaide PJ : Alcoholic neuropathy. In Handbook of Clinical Neurology (edited by Matthew WB), Elsvier, Amsterdam, Vol 7 (51), p 315, 1987

3) Behse F, Buchthal F : Alcoholic neuropathy : clinical, electrophysiological, and biopsy findings. Ann Neurol 2 : 95, 1977

4) 高須俊明，坂巻周二：慢性アルコール中毒とポリニューロパチー．神経精神薬理 6：715, 1984

5) 高橋和郎：アルコール性ニューロパチーとビタミンB1欠乏性ニューロパチー．脳と神経 36：729, 1984

■ アルコール関連身体疾患

# アルコールと癌

横山 顕*　大森 泰**
よこやま あきら　おおもり たい

- 飲酒は口腔，咽頭，喉頭，食道，肝臓の癌の原因であり，たばこや肝炎ウイルスとの相乗的影響も示されている．
- 大酒家では食道ヨード染色検診により高頻度で癌が診断される．
- アルデヒド脱水素酵素2の遺伝的欠損により，発癌性のあるアセトアルデヒドを分解できない大酒家で発癌危険性は高い．
- 大酒家のアルデヒド脱水素酵素2欠損の判別には，若い頃，少量飲酒で顔が赤くなって酒に弱かったかどうかの問診が役立つ．

**Key Words**　癌，食道ヨード染色，危険因子，アルデヒド脱水素酵素2，フラッシング反応

## □ 飲酒と発癌

WHOは1988年に膨大な疫学研究を検討し，飲酒は口腔，咽頭，喉頭，食道，肝臓の癌の原因であり，アルコール飲料は人体に発癌性を有すると結論した．薬用洗口液が成人の40％以上で使われている米国では，25％以上のエタノールを溶媒とする商品の使用は口腔癌の危険性を高めるとも報告されており，口腔，咽頭，食道の癌では，アルコール飲料が直に粘膜に浸透することの影響が考えられる．下咽頭と食道の癌は，アルコール飲料の影響がたばこより強く，両者の影響は相乗的になる．昨年報告された愛知県がんセンターの研究では，食道癌になる危険性は1日1.5合以上の飲酒で8倍，たばこ1箱30年以上で4倍，両方あると30倍であった．喉頭は，アルコール飲料が触れる外喉頭と，たばこが通過する内喉頭に分かれるが，外喉頭癌ではアルコール飲料の影響が強く，たばこの併用で危険性は相乗的に高まる．内喉頭でもアルコール飲料の弱い影響がみられるが，たばこの影響の方が強力である．

大腸癌と欧米の女性の乳癌も疫学的に飲酒との関連が疑われている．欧米では特に直腸癌とビールの消費との関連が多数報告されているが，本邦の平山雄の大規模コホート研究ではS字状結腸癌との関連を報告している．大腸癌や乳癌ではアルコール飲料が関与する機序を説明するのはより困難であるが，口腔咽喉癌や食道癌ではいくつかの仮説が提示されている．

① アルコール飲料が溶媒として働いて，たばこなどの発癌物質を粘膜に浸透させる．

② エタノールは，80％がアルコール脱水素酵素（ADH；alcohol dehydrogenase），20％がミクロゾームエタノール代謝系で代謝されてアセトアルデヒドになる．慢性的飲酒は後者の代謝系酵素のチトクローム P-450 2E1 を誘導する．P-450 2E1 は食道粘膜にも局在し，動物実験でその誘導が確認されている．P-450 2E1 はアルコール以外の種々の発癌前駆物質を活性化する酵素でもあり，その誘導は食道に浸透した物質の発癌性を高める可能性がある．

③ アセトアルデヒドは実験動物に発癌性がある．口腔や食道粘膜では，アセトアルデヒドを産生するADHの活性が，分解するアルデヒド脱水素酵素（ALDH；aldehyde dehydrogenase）の活性と比較して高い．粘膜内でアセトアルデヒドが作られ蓄積する可能性がある．

④ 濃いアルコール飲料により損傷した粘膜には，効率良くアルコール飲料やたばこが浸透し，修復のための分裂期の細胞はその標的となる．

⑤ その他にも肝障害により発癌物質が肝臓で無毒化されない，DNA修復が障害される，免疫反応が弱まる，栄養障害が付随するなどが飲酒家の発

* 国立アルコール症センター久里浜病院　内科　　** 川崎市立川崎病院　外科

表1 アルコール依存症者の食道ヨード染色を用いた内視鏡検診

| アルコール依存症男性（40歳以上） | n＝2500 |
|---|---|
| 5 mm以上の明瞭なヨード不染帯 | 580（23.2%） |
| 食道癌 | 96（3.8%） |
| 　　深達度　m：73, sm：16, mp～7 | |
| 胃癌 | 32（1.3%） |
| 　　深達度　m：11, sm：14, mp～7 | |
| 口腔咽喉癌 | 22（0.9%） |
| 重複癌 | 14（0.6%） |
| すべての癌 | 135（5.4%） |

（国立アルコール症センター，1993～1999）

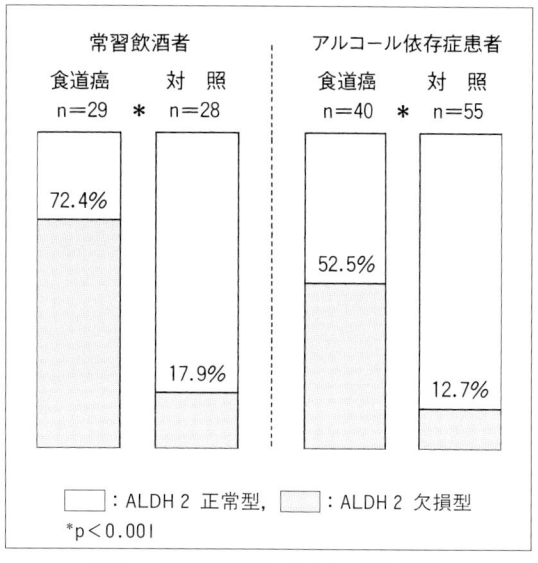

図1　食道癌患者とALD2の遺伝子型
（Yokoyama A, et al：Cancer Epidemiol Biomarkers Prev 5：99-102, 1996）

常習飲酒者：食道癌 n＝29（72.4%）＊ 対照 n＝28（17.9%）
アルコール依存症患者：食道癌 n＝40（52.5%）＊ 対照 n＝55（12.7%）
□：ALDH2正常型，■：ALDH2欠損型
＊p＜0.001

癌に関与すると推測される．

□ 大酒家の食道ヨード染色検診

　国立アルコール症センター久里浜病院では40歳以上のアルコール依存症男性に食道ヨード染色を用いた上部消化管内視鏡検診を施行している．表1は2500例の初回検診結果である．5 mm以上の明瞭なヨード不染帯を23.2%の患者で認め，食道癌を3.8%で診断した．口腔咽喉癌と胃癌を含め癌は5.4%に認めた．内視鏡による一般集検の癌発見率は，食道で0.04%，胃で0.2%程度であり，アルコール依存症男性での癌発見率は著しく高い．一般集検でも，食道癌のハイリスク群である酒・たばこを多飲する55歳以上の男性に，食道ヨード染色を施行すると食道癌は0.4～0.7%と，胃癌の数倍の頻度で診断される．

　内視鏡挿入時にガスコン水で食道を洗浄して観察しているが，ヨード染色前の観察では見逃しが多い．ヨード染色を粘膜所見を認めた場合にのみ施行した内視鏡検診では，40歳以上のアルコール依存症男性での食道癌発見率は0.7%と低く報告され，食道癌のハイリスク群ではヨード染色は必須の検査といえる．

　アルコール依存症者の中でも，濃いアルコール飲料を飲む人と高度の喫煙家で口腔咽喉癌と食道癌の発見率が高く，2500例の多重ロジスト解析では，ウイスキー・焼酎は日本酒・ビールに比べ，食道癌になる危険性が81%高く，pack-yearsが50以上の喫煙家では69%高かった．

□ 飲酒家の食道癌患者にALDH2欠損が多い

　エタノールはADHによりアセトアルデヒドになり，ALDHにより酢酸になる．ALDH群のうちALDH2が主要酵素であり，半数の日本人は遺伝子多型によりALDH2の酵素活性を欠損している．遺伝子型には正常型，ヘテロの欠損型，ホモの欠損型がある．ヘテロとホモの欠損者では，飲酒後のアセトアルデヒドの最大血中濃度が，正常者の6倍，19倍になり，少量飲酒で顔が赤くなり，動悸を生じ，飲酒家にはなりにくい．しかし，ヘテロのALDH2欠損者では，習慣的に飲酒して訓練すると，数年でアセトアルデヒドに体が慣れてしまい，顔も赤くならなくなり，常習飲酒家になれる．アルコール依存症患者でも10人に1人はヘテロの欠損者である．

　筆者らは，アルコール依存症者と毎日飲酒する人の二つの集団で食道癌患者と対照とで，ALDH2の遺伝子型を比べた．ヘテロのALDH2欠損者の頻度が，依存症者（52.5%対12.7%）でも，常習飲酒家（72.4%対17.9%）でも，癌患者では対照に比べ著しく高率であった（図1）．この結果は，食道発癌にアセトアルデヒドが重要な役割を担っていることを示している．ALDH2の酵素活性は食道にはなく，肝臓に多いため，"肝代謝による高アセトアルデヒド血症が食道癌の原因となる"と考えられる．毎日飲酒するALDH2欠損者は，酒量を減らしたり検診を受けたほうがよい．

□ ALDH2欠損が関連する癌としない癌

　表2にアルコール依存症者の臓器別の癌と

表2 アルコール依存症者の癌とALDH2欠損によるオッズ比

| アルコール依存症者 | n | ALDH2欠損 | オッズ比 |
|---|---|---|---|
| 癌なし | 487 | 9.0% | 1 |
| 口腔・中咽頭癌 | 16 | 52.9% | 11.1 (3.8〜32.7) |
| 下咽頭癌 | 10 | 70.0% | 23.7 (5.2〜108) |
| 喉頭癌 | 10 | 50.0% | 13.0 (3.3〜51.3) |
| 食道癌 | 87 | 52.9% | 12.5 (7.2〜21.6) |
| 重複食道癌 | 14 | 78.6% | 54.2 (11.5〜255) |
| 胃癌 | 58 | 22.4% | 3.5 (1.6〜7.4) |
| 大腸癌 | 46 | 21.7% | 3.4 (1.5〜7.5) |
| 肝臓癌 | 18 | 5.6% | 0.9 (0.1〜5.6) |

(Yokoyama A, et al：Carcinogenesis 19：1383-1387, 1998)

表3 アルコール依存症者の免疫便潜血検査による大腸検診

| アルコール依存症男性（40歳以上） | n＝2366 |
|---|---|
| 便潜血陽性例 | 649 (27.4%) |
| 精密検査施行例 | 374 (15.8%) |
| 大腸癌 | 46 ( 1.9%) |
| 　病変数 | 55 |
| 　深達度 | m：34, sm：15, mp〜：6 |
| 　部位 | R：14, S：33, 他：8 |

(国立アルコール症センター，1993〜1999)

ALDH2との関連をオッズ比で示した．口腔・中咽頭，下咽頭，喉頭，食道のアルコール関連癌では，ALDH2欠損によるオッズ比は10倍以上であった．胃癌と大腸癌でもオッズ比は小さいが有意な上昇がみられた．胃癌では食道癌との重複癌が多いことを反映している．最近，千葉県がんセンターの報告でも，大腸癌のリスクがALDH2欠損の飲酒家で若干高まることが示された．表3に，アルコール依存症男性の免疫便潜血検査からの大腸検診の結果を示した．大腸癌は1.9%にみられ，消化器集検全国集計の男性での0.2%の約10倍の頻度である．胃癌と大腸癌がなぜアルコール依存症者に多いのかはまだ明らかではない．

食道癌とALDH2欠損の関連はさまざまな飲酒家集団の症例対照研究で一貫して報告されてきているが，その他の癌では今後複数の研究で確認される必要がある．一方，肝臓癌では，ALDH2の関連はみられなかった．

大酒家では食道癌は同時性および異時性に多発重複発癌することが多い．重複臓器は口腔咽喉や胃が多い．これらの多発重複癌患者ではALDH2欠損が著しく高頻度である．

□ 問診によるALDH2欠損の判別

少量の飲酒で顔が赤くなる反応を顔のフラッシング反応というが，「ビール1杯で，毎回すぐ顔が赤くなる体質がありますか？」と質問すると，若年の欠損者では毎回赤くなるフラッシャー（flusher）とわかる．しかし，常習飲酒家や飲酒経験の長い高齢者では欠損者でも，ときどきしか赤くならなかったり，まったく顔にでない人も少なくない．アルコール依存症の欠損者では少量の飲酒で

は赤くならないのが普通である．しかし，「若い頃はどうでしたか？」と尋ねると「最初の数年間は毎回すぐ赤くなって酒に弱かった」というフォーマー・フラッシャー（former flusher）とわかる．飲酒発癌の危険性が高いのは，あまり飲酒しないフラッシャーではなく，フォーマー・フラッシャーの大酒家である．エタノール・パッチテストは，若い人の酵素型の判定では信頼性が高く，飲酒経験のない未成年でも判定できる．しかし高齢者や大酒家では信頼性が低い．

□ 非活性型ADH2と食道癌

ADH2にも遺伝子多型があり，日本人の7%は活性が1/100〜1/200しかない非活性型ADH2を有する．非活性型ADH2はアルコール依存症の危険因子であり，依存症では約30%がこの酵素を有する．さらに，食道癌のアルコール依存症者では約半数がこの酵素を有し，ALDH2欠損との組み合わせで相乗的に食道癌の危険性を高め，オッズ比は非活性型ADH2単独で2倍，ALDH2欠損との組み合わせで28倍になることが最近報告された．その機序は不明だが，非活性型ADH2があるとALDH2欠損者でも若い頃からフラッシング反応が起きにくく，自分は酒に強い体質と誤解している人が多い．このことが両者の相乗効果を一部説明するかもしれない．

□ 飲酒と肝臓癌

HBs抗原陽性者では飲酒により容量依存的に肝癌の危険率が上昇することが知られている．アルコール性肝障害患者の肝癌981例の1992年の全国調査ではHCV抗体陽性率は59%と高く，飲酒に伴う肝発癌にはHCV感染の関与が濃厚である．飲酒によりHCV感染から肝硬変へ至る期間が短縮するため，飲酒しないHCV感染者より若年で肝癌が

発症する傾向があることが明らかとなっている．飲酒はウイルス感染とは独立した肝癌の危険因子ではあることも示されているが，ウイルス陰性のアルコール性肝硬変からの追跡調査では，発癌率は3年で1％など低率の報告が多い．

## 文献

1) Jensen OM, et al：Alcohol. In：Cancer Epidemiology and Prevention. Oxford University Press, pp 290-318, 1996

2) Yokoyama A, et al：Alcohol-related cancer and aldehyde dehydrogenase-2 in Japanese alcoholics. Carcinogenesis 19：1383-1387, 1998

3) Yokoyama A, et al：Alcohol and aldehyde dehydrogenase gene polymorphisms influence susceptibility to esophageal cancer in Japanese alcoholics. Alcohol Clin Exp Res 23：1705-1710, 1999

4) 横山 顕, 他：アルコールの発癌性. 日本臨床 55(特別号)：629-634, 1997

■ アルコールと関連精神障害

# アルコール依存症

黒川　達也[*]

● アルコール依存の概念を示す．
● アルコール依存に特徴的な連続飲酒と離脱症状についてまとめる．
● アルコール依存において精神・身体的にはどのような症状を呈するのかを示す．
● アルコール依存を治療するうえでのポイントを提示する．

**Key Words**　アルコール依存，物質依存，連続飲酒，離脱症状

## はじめに

われわれ人間は太古の昔から，アルコールと密接な関わりを持ってきた．適度な飲酒はわれわれに心身のリラックスを与えてくれ，人間関係を円滑にしてくれる．しかし，それが度を過ぎると，消化器・脳神経障害といった身体への毒性を呈したり，暴力などの問題行為が出現し得る．言ってみれば，アルコールはわれわれに利益も害も与え得る諸刃の剣なのである．

しかし，アルコールがわれわれに快感を与える物質であるがゆえに，意識的にせよ無意識的にせよその使用が長期化・慢性化し，精神身体的な障害を生じる場合がある．アルコールに限らず，物質の誤用，乱用による結果として生じる精神身体的反応を物質依存と呼ぶ．後述するDSM-IVによれば，その特徴は「生体と物質の相互関係で生じる精神的あるいは身体的状態で，その物質の効果を体験するためか，その効果が切れたときの不快から逃れるために，その物質使用を強迫的に求め，あるいは使いたいという欲求を持続的に有する」というものである[3]．これらの物質には，覚醒剤，麻薬，向精神薬など多くの薬物が含まれるが，本項ではアルコールに焦点を絞って，依存の概念，診断，治療方針について論じていく．

## □ アルコール依存とはどんな病気か？

アルコール依存も前記物質依存の一つであるから，正式な診断は，表1のようなDSM-IVの物質依存の診断基準を用いて行う．DSM-IVとは，Diagnostic and Statistical Manual of Mental Disorders-Fourth Editionの略称であり，米国精神医学会（APA）にて定められた"各精神疾患の診断基準"を記した大冊である．臨床家や研究者が種々の精神疾患の診断を下し，意見を交換し，研究を行い，治療を行うことができるよう，診断カテゴリーの明確な記述を提供することを目的としている[1]．しかし，臨床現場でアルコール依存の診断を行う際，簡易的に次の2点をもとに判断することも可能であろう[4]．

①　連続飲酒
②　アルコール離脱症状

①の"連続飲酒"とはその言葉どおり，アルコール飲料を連続的に摂取する状態である．この連続飲酒の背景にはアルコールをコントロールして飲むことができないという事実がある．少量でもアルコールを口にすると，ほどよい量で切り上げることができないで，やがて，「離脱症状を消すために飲酒する」⇒「離脱症状が出る」⇒「離脱症状を消すために飲酒する」⇒「離脱症状が出る」⇒……といった悪循環にはまっていく（離脱については後述）．この悪循環が連続飲酒である．

次に，②の"アルコール離脱症状"であるが，これは体内のアルコールが減少し始めると出現する数々の症状で，そのまま断酒し続ければ，たいていは数日以内に症状は消失する．

離脱症状には，早期離脱症状と後期離脱症状（別名，振戦せん妄）がある[4]．前者は断酒後数時間で出現する症状で，手や全身の震え，発汗，不眠，吐き気，嘔吐，血圧上昇，不整脈，焦燥感，

[*] 国立アルコール症センター久里浜病院　精神科

表1 物質依存の診断基準

臨床的に重大な障害や苦痛を引き起こす物質使用の不適応的な様式で，以下の三つ（またはそれ以上）が，同じ12ヵ月の期間内のどこかで起こることによって示される：
1）耐性，以下のいずれかによって定義されるもの．
　a）酩酊または希望の効果を得るために，著しく増大した量の物質が必要．
　b）物質の同じ量の持続使用により，著しく効果が減弱．
2）離脱，以下のいずれかによって定義されるもの．
　a）その物質に特徴的な離脱症候群がある（特異的な物質からの離脱の診断基準（表3）の項目AおよびBを参照せよ）．
　b）離脱症状を軽減したり回避したりするために，同じ物質（または，密接に関連した物質）を摂取する．
3）その物質を初めのつもりより大量に，またはより長い期間，しばしば使用する．
4）物質使用の中止，または制限しようとする持続的な欲求または努力の不成功のあること．
5）その物質を得るために必要な活動（例：多くの医師を訪れる，長距離を運転する），物質使用（例：立て続けに喫煙），または，その作用からの回復などに費やされる時間の大きいこと．
6）物質の使用のために重要な社会的，職業的または娯楽的活動を放棄，または減少させていること．
7）精神的または身体的問題が，その物質によって持続的，または反復的に起こり，悪化しているらしいことを知っているにもかかわらず，物質使用を続ける（例：コカインによって起こった抑うつを認めていながら現在もコカインを使用，または，アルコール摂取による潰瘍の悪化を認めていながら飲酒を続ける）．

▶該当すれば特定せよ：
生理学的依存を伴う
　耐性か離脱の証拠がある（項目1か2が存在）
生理学的依存を伴わない
　耐性や離脱の証拠がない（項目1も2も存在しない）

▶経過の特定用語：
・早期完全寛解
・早期部分寛解
・持続完全寛解
・持続部分寛解
・アゴニストによる治療中
・管理された環境下にある

（文献1)より引用）

表2 アルコール依存患者の問題行動

・飲酒量を減らしたり，禁酒することができない．
・飲酒を止める，あるいは減らす努力をするが，また始めるといったことを繰り返す．
・二日酔いに対する迎え酒
・中毒状態の間の出来事についての健忘の期間がある
・アルコールによって悪化すると本人が知っている重篤な身体疾患があるにも関わらず飲酒を続ける．
・飲料用以外のアルコール燃料やアルコール含有製品を摂取する．

（文献2)より引用）

幻聴，けいれん発作などが見られる．一方，後者の後期離脱症状は断酒後2〜3日で生じ，たいてい3日以内でおさまるが，稀に3ヵ月近く続くこともある．主な症状は，幻視を中心とした活発な幻覚と意識障害である．幻視は暗がりに小動物が群れて見えるのが特徴的である．この後期離脱症状（振戦せん妄）を繰り返してコルサコフ症候群に移行することがある．

依存は以上のような連続飲酒や離脱症状により表現されるが，通常はさらに精神・身体機能や社会的・職業的機能の障害が随伴する．アルコール依存患者にしばしば伴う問題行動を表2に示す．一般に患者は連続飲酒や離脱症状といった依存関連症状よりむしろ，この問題行動により同定されることが多い．ともすると，診断も単にこの問題行動の軽重で決められる可能性すらある．しかし，われわれ臨床医はアルコール依存の診断においては，あくまでも，連続飲酒や離脱症状の存在をまず確認する．また，より正確には前述の通りDSM-IVの基準を使い，総合的に診断していくべきである[6]．

□ アルコール依存に伴う身体・精神症状

アルコール依存患者，つまり長期にアルコールを常用している患者ではそれがもとで，さまざまな身体および精神症状を呈する．身体・精神症状を呈する原因としては一つはアルコールそのものの臓器毒性であり，もう一つは長期の飲酒による栄養障害である．

以下にアルコール依存症候群における身体および精神症状を記す．

表3　アルコール離脱の診断基準

A．大量，長期間にわたっていたアルコール使用を中止（または減量）
B．以下の二つ（またはそれ以上）が，基準Aのあと，数時間から数日以内に発現する．
　1）自律神経系過活動（例：発汗または100以上の脈拍数）
　2）手指振戦の増加
　3）不眠
　4）嘔気または嘔吐
　5）一過性の視覚性，触覚性，または聴覚性の幻覚または錯覚
　6）精神運動興奮
　7）不安
　8）けいれん大発作
C．基準Bの症状が，臨床的に著しい苦痛または，社会的，職業的，または他の重要な領域における機能の障害を引き起こしている．
D．その症状は一般身体疾患によるものではなく，他の精神疾患ではうまく説明されない．
▶該当すれば特定せよ：
　知覚障害を伴うもの

（文献[1]より引用）

### 1．身体症状

　神経系・循環器・消化器障害が主である．神経症状としては，手指の振戦，多発神経炎，運動失調，瞳孔障害（対光反射遅鈍など）が見られる．その他，心肥大，肝障害（脂肪肝，肝硬変），胃炎，胃潰瘍，膵炎，結膜炎などを合併する．特に肝硬変由来の食道静脈瘤破裂は生命に関係する．性欲低下なども現れ得る．大酒によっててんかん様発作を起こす場合をアルコール性てんかんといったが，今日では離脱時けいれんとして離脱症状の一つと考えられるに至っている[3]．

### 2．精神症状

　性格変化と知能低下（痴呆化）が起こる．性格変化としては，抑制がなくなり一見調子よく機嫌がよい（酒癖者のユーモア）が，些細なことでイライラしたり怒ったりする．しかし，この易刺激性は離脱症状の延長であることもある．注意の集中は困難であきやすく自己の状況認識に欠ける[3]．この自己中心性とも呼ぶべき心性は，アルコール依存に特徴的とされる．しかし，断酒の継続とともにこの特徴は目立たなくなることも多く，一時的な防衛反応であるとも考えられる．なお，過剰飲酒とそれに伴う栄養障害は，健忘などの認知機能障害を引き起こすが，これについては本特集の他項を参照していただきたい．

### □ アルコール依存の治療

　連続飲酒後の離脱症状の管理は，補液とベンゾジアゼピン系薬剤を中心に行う[5]．ベンゾジアゼピンはアルコールと交叉耐性があり，アルコール血中濃度が減少していく際に，置き換えとして投与され，これを漸減させていく．ベンゾジアゼピン系薬剤の中で効果が特に優れているものはないが，半減期が比較的長く，安全性や経口・静注・筋注すべて可能という点でジアゼパムが使用されるケースが多い．嘔吐が激しい場合には，筋注で使われるケースがほとんどである．症状に合わせて1日に10〜40 mg使用する．ベンゾジアゼピンによる医原性の依存を避けるために投与期間は可能な限り短くする．

　また，離脱時けいれん発作についてはベンゾジアゼピンの抗けいれん作用により抑制可能なことが多く，特に抗てんかん薬は必要ないことが多い．

　また，アルコール依存患者においては脱水状態であることが多く，電解質補液を行い，同時にビタミン摂取不足により生じるウェルニッケ脳症（ビタミン$B_1$欠乏）やペラグラ（ニコチン酸欠乏）予防のために，大量のビタミン投与を必要とする．

　急性期を乗り切った患者の治療方針であるが，大原則は断酒である[6]．アルコール依存患者の特徴の一つは"連続飲酒"であるが，これはすでに述べたように，「アルコールをコントロールして飲むことができない」状態であり，このような患者に節酒や適量飲酒を指導することは事実上不可能である．患者は生涯断酒を続けていくしかないわけであり，この事実を医療者は銘記すべきである．断酒の指導に関しては，専門治療（アルコールリハビリテーションプログラム；ARP）に導入するのが効率的である．ここでは，本人への教育やカウンセリングをはじめ，家族・関係者への環境調整にも力が注がれる，入院治療の有無にかかわらず，その後の外来でのフォローアップが断酒の維持に欠かせない．その際，補助手段としてシアナマイドやジスルフィラムなどのいわゆる抗酒剤が投与されることがある．また，断酒会・AAなどのいわゆる自助グループは再発防止に有効であるため，患者が参加するよう積極的に指導する．

## 文 献

1 ) American Psychiatric Association : Diagnostic and Statistical Manual of Mental Disorders, 4 th ed, American Psychiatric Association Washington DC, 1994 (高橋三郎, 他：DSM-IV精神疾患の診断・統計マニュアル. 医学書院, 東京, 1996)

2 ) Kaplan HI, Sadock BJ, Grebb JA : Synopsis of Psychiatry : Behavioral Sciences/Clinical Psychiatry, Williams & Wilkins, Baltimore, MD, 1994

3 ) 加藤伸勝：MINOR TEXTBOOK 精神医学 第7版, 金芳堂, 1997

4 ) 森岡 洋：アルコール依存症を知る. アルコール問題全国市民協会 (ASK)：10-20, 1989

5 ) 大原健士郎, 宮里勝政：アルコール・薬物の依存症 第1版. 医学書院, 1997

6 ) 澤山 透, 白倉克之：アルコール依存と職場での対応. モダンフィジシャン 19(1)：41-44, 1999

■ アルコールと関連精神障害

# 異常酩酊

三留　晴彦*
みとめ　はるひこ

● 酩酊状態は単純酩酊と異常酩酊に分類される．この区分は，臨床上というより司法精神医学においてより重要視されている．

**Key Words** Binderの分類，単純酩酊，異常酩酊，複雑酩酊，病的酩酊

## □ 酩酊をめぐって

アルコールは中枢神経系に対する抑制剤であり，その投与は酩酊状態を生ずる．

この酩酊状態における「酩酊」とは医学的には中枢神経作用をもつ薬剤の急性中毒を意味し，千鳥足や呂律が回らないなどの身体運動障害，顔面紅潮・発汗過多・体温上昇・頻脈などの自律神経障害，注意力散漫・判断力低下などの知覚障害，記憶錯誤などとともに恍惚感・多幸感・陶酔感などの気分や感情の変化などを生じるばかりでなく，多少なりとも伴う意識障害一般を総称するものである[1]．この酩酊状態はアルコールばかりでなく，大麻や有機溶剤などでも生ずるが，特に断りがない場合アルコールによる酩酊状態を指すことが多い．

このように考えると，われわれが日々何気なく行う飲酒行動はアルコールによる急性中毒を繰り返し自らに課していることになる．

通常の飲酒によって生ずる酩酊状態は表1[2]のごとく，いくつかの段階に区分されて説明されることが多いが，その区分は一応血中アルコール濃度を基準に設定されているものの，個体差が大きく必ずしも明確ではない．表中の「平均的摂取量の目安」についても成人男子における平均的摂取量の目安と考えておくことが妥当であろう．

## □ 単純酩酊と異常酩酊

繁用されるBinder H[3]の酩酊の分類を参照すると，表1にみられるような通常の酩酊経過を示す

表1　酩酊段階とその目安

| 時期<br>(ア血中濃度%) | 酒量の平均的目安 | 酔いの状況 |
|---|---|---|
| 爽快期<br>(0.02〜0.05) | 日本酒1合まで | ・さわやかな気分　・皮膚が赤くなる<br>・陽気になる　　　・判断力がやや鈍る |
| ほろ酔い期<br>(0.05〜0.10) | 1〜2合まで | ・ほろ酔い気分　・手の動きが活発<br>・抑制がとれる　・体温上昇/頻脈 |
| 酩酊前期<br>(0.10〜0.15) | 3合 | ・気が大きくなる　・怒りっぽくなる<br>・大声が出なくなる　・立てばふらつく |
| 酩酊期<br>(0.15〜0.30) | 5合 | ・千鳥足　　　　　　　・呼吸が早くなる<br>・同じことを何度も喋る　・嘔気/嘔吐 |
| 泥酔期<br>(0.30〜0.40) | 7合〜1升 | ・まともに立てない　・意識混濁<br>・言葉も滅裂 |
| 昏睡期<br>(0.40〜0.50) | 1升以上 | ・揺り動かしても起きない　・両便失禁<br>・呼吸は深く緩徐　　　　　・死亡 |

(文献[2]より)

* 国立アルコール症センター久里浜病院　精神科

単純酩酊（尋常酩酊）と異常酩酊に大別され，次いで異常酩酊は複雑酩酊と病的酩酊に区分されている．この三区分分類に対して，その中間的酩酊状態の存在を認めないで，単純酩酊と病的酩酊の二区分分類を主張する研究者がいるが，わが国ではBinder H の三区分分類が多く利用されている．したがって本項ではそれに則り，以下に異常酩酊についてその臨床像の特徴について解説することにする．

### 1．単純酩酊 einfacher Rausch（D）

通常の酩酊状態を意味し，爽快期・酩酊初期には多少とも理性の脱抑制がみられ多弁となり気分の発揚状態がみられるものの，異常な精神運動性興奮はなく見当識も保たれ外的態度も大きく損なわれることはない．一般に意識の連続性はほぼ保たれ，後に健忘を生ずることはないとされるが，酩酊期を過ぎる頃より次第に意識の連続性が障害され，部分的な健忘を示すことが知られている．泥酔期以降は意識混濁が明確となり，身体諸機能の麻痺とともに健忘をきたすことが多く，これをブラックアウトと表現される．

しかしながら個体差が大きく，飲酒速度や飲酒時の環境的影響や置かれている心理状況や身体的な諸状態を反映する形で時には悪酔いといわれる現象を呈することがある．

### 2．複雑酩酊 komplizierter Rausch（D）

単純酩酊とは量的に異なる異常酩酊を指す．飲酒に伴い刺激的な気分が支配的となり，精神運動性興奮が出現し，興奮の程度もまたその出現時間も比較的長いのが特徴である．時に激情犯罪に結びつくことが知られており，行動は短絡的・暴発的となるが，周囲の状況に対する見当識はおおむね保たれ，不完全ながら著明な健忘は認められないのが通常である．外部から観察する一連の行動には一応のまとまりが見られるというのが定説である．

前述したごとく，単純酩酊とは精神運動性興奮の量的な相違によるものと考えられており，その鑑別は必ずしも明確ではない．一般には未熟な破壊的傾向をもつ人格傾向を示す人に多く，内面のコンプレックスが顕在化したものと解釈されるが，一方では軽微な脳器質障害との関連も示唆されている．飲酒試験による再現性が比較的高いというのが定説である．

### 3．病的酩酊 pathologischer Rausch（D）

単純酩酊とは質的に異なる異常酩酊を指し，状況に対する見当識が失われ，当該酩酊時の行動をその場の状況より了解できない酩酊状態を意味するもので，通常もうろう性意識障害を主徴とするもうろう型病的酩酊とせん妄性意識障害が特徴的なせん妄型病的酩酊に区分される．

もうろう型病的酩酊は，非現実的・幻想的な特定の観念群が突然精神内界を支配し他の精神活動の入り込む余地のない意識野の狭窄した状態（もうろう状態）を基盤に，通常は不安・苦悶・恐怖の感情を伴った幻覚や被害妄想が認められ，激しい精神運動性興奮がみられることが多い．周囲の状況への認知は欠如ないしあってもきわめて要素的ないし断片的であり，状況への見当識障害が深刻である．意識の連続性が欠如し，それまでの人格とはまるで異質な人格を露呈し，その間の記憶障害は不可欠で著明な意識障害がみられる．

せん妄型病的酩酊は，前者に較べ比較的稀なものと考えられている．同様にせん妄状態を特徴としたもので，多彩な幻覚や運動不安がみられるとともに，周囲の状況に対する見当識が失われている．この型の病的酩酊は通常依存症者に見られることが多く，離脱時にみられる振戦せん妄との鑑別が問題となることが多く，一部の研究者にはこの型の病的酩酊の存在について疑問視する意見もある．いずれにせよ，せん妄という意識障害が基盤とされているので，前者に較べて合目的的な纏まった行動を行うことは困難であり，司法精神医学的な立場から問題となることはきわめて稀である．

病的酩酊の診断は，特定な生物学的指標で決定できないため，もうろう性ないしせん妄性意識障害の確認を中心とした総合的臨床評価に委ねられる．その際，状況に対する見当識の顕著な障害や健忘の存在，さらにはその場の状況からみてその間の行動の了解の可否などが重要な決め手となることは言うまでもない．

### □ 異常酩酊の素質的基盤と誘因

従来より頭部外傷や脳炎などの脳器質障害，てんかん，躁うつ病，精神分裂病，人格障害などが素質的基盤としてあげられてきたが，このような基盤が確認されない異常酩酊症例も数多く報告されており，いまだ明確な結論に至っていない．

一方，飲酒ばかりでなく，下記にあげるような要因の加重が異常酩酊発症に関与していると指摘されている[4,5].
1) 身体の疲弊状態
2) 精神的ないし身体的変調
3) 不規則不摂生な生活状況
4) 直前の強い情動体験
5) 不慣れな環境
6) 暑さや急激な気温の変化

## 司法精神医学と異常酩酊

異常酩酊の概念は臨床精神医学の立場よりも，むしろ司法精神医学上の必要性によって形成されてきたものである[5,6]．19世紀末より欧米では酩酊下の犯罪について免責すべきか否かについて論議されてきた．通常，原則として単純酩酊には完全責任能力，複雑酩酊には限定責任能力（心神耗弱），病的酩酊には責任無能力（心神喪失）が相当するものと考えられてきたが[3,7]，酩酊時の異常行動にはアルコールの直接作用ばかりでなく，前項で記述したようなさまざまな因子が加重して関与するため，症例ごとに詳細に検討されなければならない．

代表的な国際分類であるICD-10[8]では，病的酩酊を中毒を生じない程度の少量飲酒に限定して病的中毒（F 10.07）と規定しており，中等量以上の飲酒による病的飲酒はせん妄を伴う急性中毒（F 10.03），知覚変容を伴う急性中毒（F 10.04）に区分している．洲脇によると[5]，わが国の司法精神医学上の病的酩酊は主に当該酩酊時の弁別・判断能力の有無に重点が置かれており，重篤な精神病様の意識障害が生じた場合を意味しており，中等量以上の飲酒によるものが病的酩酊の多くを占めているという．

もう一つの代表的な国際分類であるDSM-III-R[9]では特異体質性中毒（291.40）として区分されていたが，診断的妥当性に疑問があるとの見解に基づきDSM-IV[10]よりは削除され，今後の検討課題のひとつになっている．

なお最近の判例によると，原因となる飲酒自体は個々の自由な意志発動に基づいて行われる行為であるため，過去に異常酩酊などの体験を有する者に対しての酩酊犯罪の責任能力について刑事政策的な立場から厳しい態度で臨む傾向が窺える[5,6]．

## おわりに

異常酩酊，特に病的酩酊について，簡単な解説を行った．この酩酊状態については臨床的な立場よりも司法精神医学的な立場から問題となることが多く，精神科医は司法鑑定を求められ，その判断に苦慮した経験をもつ者が多い．

### 文　献

1) 影山任佐：アルコール犯罪研究．金剛出版，東京，1992
2) 白倉克之：特集 生活習慣病と心身医療―アルコール依存症．心身医療 9：1132-1139，1997
3) Binder H：Uber alkolische Rauschzustnde. Schweiz Arch Neurol Psychiatr 25：209-228, 36：7-51, 1935
4) Hirschmann J：Zur Kriminologie der akuten Alcoholpsychosen. Kriminalbiologische Gegenwartsfragen 6：55-69, 1964
5) 洲脇 寛，内海剛聡：病的酩酊．日本臨床 55（特別号）：303-306，1997
6) 洲脇 寛：アルコール精神病―臨床的視点から―．精神科治療学 14：1511-1518，1996
7) 中田 修：病的酩酊．臨床精神医学 2：323-328，1973
8) World Health Organization：The ICD-10 classification of Mental and Behavioral Disorders：Clinical Descriptions and Diagnostic Guidelines. World Health Organization, Geneva, 1992
9) American Psychiatric Association：Quick Referance to the Diagnostic Criteria from DSM-III-R. The American Psychiatric Association, Washington DC, 1987
10) American Psychiatric Association：Quick Referance to the Diagnostic Criteria from DSM-IV. The American Psychiatric Association, Washington DC, 1994

■ アルコールと関連精神障害

# アルコールと痴呆

西岡 直也*
にしおか なおや

- アルコール性痴呆という概念については，議論のあるところである．
- 一次性痴呆としてのアルコール性痴呆に固有の病理所見と臨床症状は見い出せていない．
- 画像検査の知見によると慢性アルコール症の脳萎縮は可逆的なこともある．
- 慢性アルコール症の神経病理学的所見では，肉眼的に前頭葉の萎縮が見られるものの，組織学的に特異的な所見は見られない．

**Key Words** 痴呆，アルコール症，コルサコフ症候群，アルコール性痴呆，アポE遺伝子多型

## はじめに

古くから慢性アルコール症者では，痴呆状態に至る例があることが知られ，アルコール性痴呆と呼ばれてきた．いわゆる"アルコール性痴呆"という用語にはいくつかの混乱があるが，アルコール過剰摂取に伴い，種々の認知機能障害が引き起こされた状態と考えられる．しかし，その成因については十分に理解されていない．また，最近では，固有の病理所見と臨床症状を欠くところから，アルコール性痴呆という概念は否定されつつある．慢性アルコール摂取はウェルニッケ脳症，コルサコフ症候群あるいは末梢神経障害などさまざまな神経障害をもたらすことが知られているが，アルコール多飲者にみられる痴呆は，たまたま合併した脳血管障害やアルツハイマー型痴呆によるものではないかという素朴な疑問もいまだ払拭されない．

アルコール性痴呆の存在を否定する根拠は，アルコールによる特徴的な脳病理所見がないことや獲得された知能の非可逆的，進行性の喪失という古典的な痴呆診断の概念を厳密に適用すると，アルコール性痴呆の可逆性，非進行性の経過から痴呆にはあてはまらないというものである．一方，アルコールによる痴呆の存在を肯定するものは，身体疾患やその因子との関連を重視し，脳のみの一次性痴呆と考えるのでなく，二次性痴呆という概念を導入してその存在を肯定している[8]．

本項では，病因，疫学，画像検査，神経病理学的所見についてのこれまでの知見をふまえて，アルコール性痴呆について検討していくことにする．

## □ 病因の探究

病因として，神経系に障害を起こすものが何によるかということが探究されている．これまでアルコールかそれともチアミン欠乏によるものかといった，病因をできるだけ一つに絞ろうとする考えが臨床観察でも，その病態背景についても支配的であった．動物実験の場合はいくつかの条件を設定することで，病因探究に役立つ情報が提供されている．しかし，ヒトでは，必ずしもそれがあてはまらず，複数の病因を考えざるを得ないようである．Lishman[1]は脳障害について，アルコールは皮質，皮質下の両域に，チアミンは皮質下への障害をもたらすという2元的脆弱性の説を示し，岩崎ら[9]が実験的に示した知見はチアミン欠乏による皮質損傷の可能性を提示している．このように，アルコールの脳障害については，アルコール，チアミンを含む栄養障害（時には血管障害）の作用が重複して存在し，それらが種々の条件下で作用して，皮質，皮質下へ影響を及ぼすのであろう．

## □ 疫　学

アルコール症で，飲酒量次第で痴呆が生じ得るのかという問題がある．ワインの産地として名高いボルドー地方で，痴呆を呈していない65歳以上の居住者3777名を対象として調査がなされた[4]．評価基準として1日量250～500 mlの中等量飲酒者318名には痴呆をもたらした気配は統計学上まっ

* 国立アルコール症センター久里浜病院　精神科

たく認められなかった．調査対象者はほとんどがワインだけの常用者ではあったが，中等量の飲酒ではそれ自体が痴呆を引き起こすことはないということになっている．

Saundersら[6]がリバプールで行った1070名の65歳以上の3年間にわたる調査では，大量飲酒が痴呆をもたらすことを示しているが，この調査では飲酒の量的基準が示されておらず，結果の信頼性は万全とはいえない．また，食生活についても配慮されておらず，ウェルニッケ脳症による痴呆状態への検討が欠けている．この二つの疫学調査は，飲酒量とその年月の経過に絞って行われており，脳血管障害，加齢といった因子が軽視されているが，それぞれ多数例での検討結果は今後のために役立つであろう．

□ 画像診断

1950年代から1960年代にかけてアルコール症で気脳写の検査が行われたが，そこでの焦点は，側脳室の拡大と脳溝の離開を主要所見とする脳萎縮についてであった．脳萎縮を示唆する多くの症例で，前頭葉に変化のあったものの普遍性とはいえず，それらの所見と臨床症状との相関が得られないことがわかってきた．また，萎縮の程度と精神神経症状の重症度とが無関係であるとも報告されてきた．

CT時代になると，比較的容易に，脳萎縮について経時的に調べられるようになった．Ronら[5]は明らかな脳損傷の症候を持たない100例の男性アルコール症者と同年齢の正常対照者50例とで画像を検討したところ，脳の収縮像と脳室拡大を前者に認めた．また，断酒により画像に緩やかな変化がみられている．慢性アルコール症者の脳の萎縮は可逆的であることが示唆されている．

MRI時代になると，白質系の微妙な変化をとらえられるようになった．MRI画像疫学として，共通して取り上げられたのは，血管障害性脳障害である．MRIによって，小窩性軟化性病巣が見えただけでは，病巣を含めた精神神経症状が説明しきれない場合もあるといわれている．

気脳写からMRIに至るアルコール症についての脳所見には共通点が多い．脳室拡大と脳溝離開は軽度から中等度で，この画像上の変化が示すものを支持する病理学的根拠を欠いている．さらに所見の可逆性が指摘されている．神経変成疾患でみられる脳萎縮とは意味合いが違うようである．

MRIで指摘された血管障害があるかどうか，Melgaardら[2]により，$^{133}$Xeを用い，局所脳血流測定が20例のアルコール症と20人の対照者で行われ，比較検討されている．軽度ではあるが，アルコール症では局所性の脳血流異常がみられ，前頭葉の前正中域，右後頭葉内側部，左頭頂域の小域が平均して目立ったとしている．これらの所見はアルコールによって障害されやすい部位を示している可能性があるが，脳萎縮，知的障害と関連しているかどうかは検討の余地があろう．

□ 慢性アルコール症者の脳病変

ここでは，慢性アルコール症者一般にみられる神経病理学的変化について述べる．第一に，軟膜の肥厚，混濁がある．組織学的には強い結合組織増殖を伴う単純な線維症で，脂肪を含む大食細胞が散在していることがある．この軟膜の変化は，アルコール飲用による浮腫性浸潤を伴う充血の繰り返しにより起こると考えられている．

また，肉眼所見として，しばしば，記載されるものに，前頭葉の脳萎縮がある．組織学的には，非特異的な単純萎縮過程であり，大脳皮質上層のグリア増加が目立つ．大脳皮質神経細胞は一般に硬化し，リポイド含量も増加する．神経細胞の巣性脱落，細胞構築の乱れ，マクログリアの全層あるいは類層性の肥大増殖などがあることもある．大脳皮質の髄鞘線維，特に上層の切線線維の消失も認められる．しかし，このような大脳皮質の変化は，老人その他の慢性精神神経疾患にしばしば認められるものとしてあまり重要視されていない．

慢性アルコール症者の脳には，血管硬化性病変や小軟化巣がしばしば認められるが，統計的に両者の相関はない，という報告や慢性アルコール症者に脳動脈硬化の著しい例は少ないという報告がある．

また，慢性アルコール症者の脳には，AlzheimerⅡ型グリアも頻発し，大脳皮質，歯状核，淡蒼球などに多数のAlzheimerⅡ型グリアを認めている．この病理発生機序としては，2次的肝障害が重視されている．

□ アルコール性痴呆とアポE遺伝子多型

Muramatsuら[3]のアルコール性痴呆患者，痴呆を伴わないアルコール依存患者におけるAPOE4頻度を調べた研究では，前者の頻度が10.0%であ

るのに対して，後者は 8.0% であり，二つのグループ間に差は認められなかった。これらの観察は，1) APOE4 はアルコール性痴呆のリスクファクターではないこと，2) アルコール依存症で認められる痴呆化は，アルツハイマー病で認められるものとは違ったプロセスを経ている可能性を示唆している。原発性としてのアルコール性痴呆の発症についての手がかりは不確定な状況である。

## おわりに

慢性アルコール症に関連して，少なくとも四つの脳病変，すなわち，ウェルニッケ-コルサコフ症候群，マルキアファーバービグナミ病，ペラグラ脳症，肝脳変性症の四つがあり，それぞれ特徴的な病理学的変化と病因が確立している。これらに対するアルコールの役割は 2 次的なものである。これに対して，アルコールの直接毒性による持続性痴呆，つまり，一次性痴呆という疾患概念を確立できるかという古くからの問題がある。しかし，これまでみてきたように，臨床的，画像診断的，病理学的にみて，よく知られたうえの病変と一線を画するような特徴的な変化は見い出せていない。アルコール性痴呆という概念はこれまでのところまだ確立されたものではないといえるであろう[7]。アルコール性痴呆という独立した疾患単位は，構築できないにしても，慢性アルコール症者の脳障害は，厳然として存在していることは，周知の事実であり，今後もこの方面の研究を進めていくことの重要性は失われないものと考えている。

## 文献

1) Lishman WA : Alcohol and brain. Brit J Psychiat 156 : 635-644, 1990

2) Melgaard B, Henriksen L, Ahlgren P, et al : Regional cerebral blood flow in chronic alcoholic measured by single photon emission computerized tomography. Acta Neurol Scand 82 : 87-93, 1990

3) Muramatsu T, Higuchi S, Arai H, et al : Apolipoprotein E ε4-allele distribution in alcoholic dementia and in Alzheimer's disease in Japan. Ann Neurol 36 : 797-799, 1994

4) Orgogozo JM, Dartigues JF, Lafont S, et al : Wine consumption and dementia in the elderly : a prospective community study in the Bordeaux area. Rev Neurl 36 : 185-192, 1997

5) Ron MA, Acer W, Schaw GK, et al : Computerized tomography of brain in chronic alcoholism : A survey and follow-up study. Brain 105 : 497-514, 1982

6) Saunders PA, Copeland JRM, Dewey ME, et al : Heavy drinking as a risk factor for depression and dementia in elderly men-Findings from the Liverpool longitudinal community study. Br J Psychiat 159 : 213-216, 1991

7) Victor M : Alcoholic dementia. Can J Neurol Sci 2 : 88-99, 1994

8) 赤井淳一郎：アルコール依存の脳障害．医学書院，99-126, 1999

9) 岩崎祐三，原田伸透：ウェルニッケ脳症に関する実験的研究，アルコール依存の成因と病態に関する実験的研究 平成 3 年度研究報告書．p 39-44, 1992

■ アルコールと関連精神障害

# Wernicke-Korsakoff 症候群

木村　充*
きむら　みつる

- Wernicke 脳症と Korsakoff 症候群はともに thiamine の欠乏に起因する一つの疾患（Wernicke-Korsakoff 症候群）と考えられている．
- Wernicke 脳症の三徴候は，眼症状，失調症状，精神症状である．
- Korsakoff 症候群の症状として，健忘（前向性健忘と逆向性健忘），失見当識，作話がある．
- Wernicke 脳症は治療により可逆的だが，Korsakoff 症候群の段階になると予後は不良である．
- Wernicke 脳症が疑われる症例では，必ず thiamine を投与して Korsakoff 症候群への進行を予防することが重要である．

**Key Words**　Wernicke 脳症，Korsakoff 症候群，Wernicke-Korsakoff 症候群，thiamine

## □ Wernicke-Korsakoff 症候群

1881 年に Wernicke によって眼筋麻痺，意識障害，失調性歩行を呈する3症例が報告された[1]．この3症例は，病理学的には第3脳室，第4脳室周辺の出血性の変化が認められたため，急性出血性灰白脳炎として報告され，後に Wernicke の名を冠して Wernicke 脳症と呼ばれるようになった．

一方，数年遅れて，Korsakoff により，主にアルコール症の患者に多発神経炎と健忘を主徴とする症例が報告された[2]．これは後に Korsakoff 症候群として知られるようになった．

その後，臨床的，病理学的な研究から，これらの症候群が同一の病態なのではないかと考えられるようになった．また，動物で thiamine（vitamin $B_1$）の欠乏が Wernicke 脳症と同様の病理学的変化を引き起こすことなどから，Wernicke 脳症と Korsakoff 症候群はともに thiamine の欠乏に起因することが明らかになった．1971 年に Victor ら[3]は，この二つの症候群をまとめ，Wernicke-Korsakoff 症候群と称した．現在，この両者は急性期には神経徴候を主体とした Wernicke 脳症の病像を，その後，亜急性から慢性期にかけては精神症状を主体とした Korsakoff 症候群の病像を呈する一つの疾患単位であるという考え方が主流である．

## □ 疫学と病理

Wernicke-Korsakoff 症候群の原因は thiamine の欠乏である．そのほとんどはアルコール依存症に伴って発症し，非アルコール性の基礎疾患としては，悪性腫瘍や消化器疾患，長期の経管栄養などがあげられる．Victor らによると，アルコール疾患の患者のうち，臨床例では約3％に，剖検例では 1.9％に Wernicke-Korsakoff 症候群が認められたと報告しており[3]，その他の報告でもアルコール依存症患者の1～10％の頻度と報告されている．女性より男性の頻度が高いが，これは男性にアルコール依存症が多いことを考えれば当然であり，アルコール依存症の中での性別による発症頻度の違いに関しては一定の見解は得られていない．40～60 歳代で多くみられるが，30 歳代以下で発症することもある．

病理学的には，Wernicke-Korsakoff 症候群の脳に特徴的な変化として，グリア細胞の増殖，血

表1　Wernicke 脳症の三徴候

| | |
|---|---|
| 眼症状 | 外眼筋麻痺，水平性眼振，注視麻痺，瞳孔異常 |
| 失調症状 | 歩調性歩行 |
| 精神症状 | 意識混濁，傾眠，昏睡，Korsakoff 症候群 |

\* 国立アルコール症センター久里浜病院　精神科

管内皮細胞の増殖，基質への漏出性点状出血，基質の粗鬆化があげられる．神経細胞は病変に比して比較的保たれることが多いが，重症例では神経細胞の脱落が認められる．病変は，乳頭体，視床や視床下部の第3脳室周辺部，中脳水道周辺，四丘体，第4脳室底部などに限局性に分布する．このうち病変がもっとも強く現れるのは乳頭体であり，しばしば萎縮を伴う．

□ 症　状

Wernicke脳症の症状は，眼症状，失調症状，精神症状のいわゆる三徴候を主体とした急性の神経症状である（表1）．しかし，三徴候がすべて揃う例はむしろ少なく，このうち一つの症状だけが認められる場合でも診断は可能である．この中で臨床的に診断的重要性が高いのは眼症状である．

眼症状は，外眼筋麻痺，特に外直筋の麻痺が多く認められる．麻痺が軽い場合や回復過程には，水平性眼振の形をとることが多い．通常，眼症状は左右対称に現れる．他に，対光反射の遅延，瞳孔の左右不同，注視麻痺なども出現することがある．

失調症状は，前庭神経障害，末梢神経障害，小脳変性のいずれの原因によっても起こり得るが，Wernicke脳症の症状としては，前庭神経障害によるものが多い．すなわち，平衡機能障害による失調性歩行として現れ，thiamine投与により多くは速やかに改善する．失調性歩行は末梢神経障害によって起こることもあり，この場合はしびれ，知覚障害，腱反射の低下などが合併する．小脳変性は当初，失調性歩行の原因と考えられてきたが，実際に剖検で小脳変性を認める例は少ないという．

精神症状はさまざまなものが出現するが，主に意識障害とKorsakoff症候群がみられる．意識障害は，傾眠，無欲，注意力散漫といったものからせん妄，錯乱，昏睡に至るまでの症状が現れる．臨床的には，アルコール離脱による振戦せん妄との鑑別は困難である．

急性期の意識障害後には，Korsakoff症候群の状態になることが多い．また，Korsakoff症候群が現れる前にWernicke脳症の症状が欠如している例も少なくない．Korsakoff症候群の症状としては，健忘（前向性健忘と逆向性健忘），失見当識，作話がある．前向性健忘は，新しい出来事の記憶を保持することができなくなり，その結果，数時間から数週間前の出来事の想起ができなくなる．同時に逆向性健忘も認められ，過去数10年にわたる出来事の想起もできなくなる．病識は欠如し，記憶障害に対する深刻さは感じられない．作話は，自発性作話よりも，当惑作話や誘発作話の形をとることが多く，観察者が面接の中で作話を誘発するような質問をすることによってはっきりする．作話の内容は空想的な内容よりも過去の体験に関係するものが多い．通常，慢性期では作話は消失し，自発性の欠如がより目立つようになり，しばしば痴呆に似た状態となる．

□ 臨床検査

1．赤血球中トランスケトラーゼ活性

Transketraseはthiamine pyrophosphateを補酵素としてpentoseの代謝に関与しており，thiamine欠乏を反映してこの酵素の活性は低下する．いくつかの研究で，Wernicke-Korsakoff症候群の患者では，正常対照者に比べて赤血球中トランスケトラーゼ活性が低下していることが報告された．thiamine欠乏の検査としては，他に血中，尿中のthiamine濃度を直接測定する方法もあるが，臨床的には，赤血球中トランスケトラーゼ活性の測定がより一般的に用いられている．

2．画像検査

これまでにCT，MRIなどによって，Wernicke-Korsakoff症候群の画像検査の研究が数多く試みられてきた．MRIによる所見では，乳頭体の体積の減少，第3脳室の拡大といった所見を認めるという報告がある．また，脳SPECTにおいて，Wernicke-Korsakoff症候群では全体的に脳血流が減少しているという報告があるが，臨床的に診断の決め手となるような画像所見は，残念ながらいまだ確立されていない．

□ 予　後

Wernicke-Korsakoff症候群の予後は，Wernicke脳症の段階では治療によって可逆的であり予後は良好であるとされるが，Korsakoff症候群に進行すると予後は不良である．Victorらによると，Korsakoff症候群から回復するものは全体の約20%であり，残りのほとんどはその後の社会復帰は難しく，施設内での生活を余儀なくされるという．

□ 治　療

治療は，thiamine（ビタミンB₁製剤）投与に

よって行う．thiamine は主に経口投与するが，急性期には静注あるいは点滴静注による投与がより効果的である．Korsakoff 症候群に進行すると予後は不良となるため，Wernicke 脳症を早期の段階で発見し，速やかな thiamine 投与を行うことにより，Korsakoff 症候群への進行を予防することが重要である．臨床的には，意識障害とアルコールに関連したせん妄状態の鑑別は困難なので，飲酒していて意識障害のある患者，栄養状態が不良の患者を診たら迷わず thiamine を投与するべきである．また，Wernicke 脳症は傾眠から昏睡までの幅広い意識障害を引き起こすことがあるので，救急などによる病歴，飲酒歴が不明の意識障害患者に対しても thiamine 投与を考慮すべきであろう．

Korsakoff 症候群も thiamine 投与により改善し得るが，急性期ほどの効果は期待できないため，健忘や失見当識に対する教育的，リハビリテーション的な働きかけがより重要となる．

その他，$\alpha_2$-ノルアドレナリンアゴニストである clonidine や，セロトニン選択性再取り込み阻害剤（SSRI）である fluvoxamine が，Wernicke-Korsakoff 症候群の記憶障害を改善したという報告もあるが，まだ一定の見解は得られておらず，今後の検討が必要である．

## 文 献

1) Wernicke C: Lehrbuch der Gehirnkrankheiten für Ärzte und Studirende. Vol. 2, Theoder Fisher, Kassel, pp 229, 1881

2) Korsakoff SS: Disturbance of psychic function during alcoholic paralysis in relation to disturbed psyche with non-alcoholic polyneuritis. Vestnik Psychiatrii Nevropathologuii, IV, fascicle 2, 1887

3) Victor M, et al: The Wernicke Korsakoff syndrome. Davis, Philadelphia, 1971

4) 赤井淳一郎：アルコール依存症の脳障害．医学書院，1999

5) 小坂憲司，池田研二：ウェルニッケ・コルサコフ脳症．星和書店，1984

6) 加藤元一郎，横山尚洋：コルサコフ症候群．日本臨床 55：319-324，1997

■ アルコールと関連精神障害

# 合併精神障害

菱本　明豊＊
ひしもと　あきとよ

- アルコール症には薬物依存・乱用，人格障害，感情障害（うつ病），不安障害，摂食障害，精神分裂病などの comorbidity が認められる．
- アルコール幻覚症の疾病学的位置付けは混乱しているが，積極的に診断，治療していく必要がある．
- アルコール症に合併する抑うつ症状は断酒により改善することが多く見られる．
- アルコール症に精神障害が合併した症例の治療では内科医，精神科医，保健所，ケースワーカーなどの連携が必須である．

**Key Words**　アルコール症，comorbidity，アルコール幻覚症，精神分裂病，感情障害，摂食障害

## はじめに

アルコール症（alcoholism）と合併精神障害を論じる時，合併症がアルコール症の結果生じているのか，アルコール症より以前または以後にアルコール症とは独立して合併（comorbidity）しているのかということを整理する必要がある．古くから論じられてきたアルコール幻覚症や酒客嫉妬妄想などアルコール精神病といわれるものは前者に属し，最近米国などで多数報告されているアルコール症と薬物依存，人格障害，感情障害などとの合併は後者に入る．精神疾患の comorbidity の概念は，1）独立した疾患の合併，2）病理学的に関連のある疾患の存在，3）精神科治療により惹起される疾患，4）精神疾患の諸症状に伴う疾患・病態を包含するという指摘がある[1]．これによればアルコール精神病という概念も，4）にあてはまる．現在のところアルコール精神病の概念とアルコール症の comorbidity という考え方は錯綜していて一致した見解はないが，米国精神医学会の精神障害の診断・統計マニュアル（DSM-IV）でもアルコール関連障害を包括的に捉え，アルコール誘発性精神障害としてアルコール精神病をすべて含んだ診断基準を提唱している．本項ではアルコール症の comorbidity を大きく捉えアルコール精神病も内包して論じることとする．

はじめにアルコール症の comorbidity に関する疫学的研究について紹介し，一般診療科のアルコール症治療の場面でも遭遇する合併精神障害について説明する．具体的にはアルコール症とアルコール幻覚症，精神分裂病，うつ病，摂食障害の合併について論じる．

## □ アルコール症の comorbidity に関する疫学的研究

わが国ではアルコール症の comorbidity に関する大規模疫学調査はなされていない．1980 年に国立療養所久里浜病院で行った入院患者の退院時の精神医学的第 1 副次診断を表 1 に示す[2]．感情障害が 4.5％ と一番高く，神経症（2.4％），痴呆（2.2％），社会病質（1.7％）と続く．薬物依存は 0.9％，精神分裂病も 0.9％ である．1996 年に洲脇らが行った精神科病院通院患者 3155 人の調査によると，アルコール依存症（多剤乱用を除く）は 193 例（6.1％）に認められ，その中の精神疾患の合併は 49 例（25.4％）で，その内訳は，感情障害 22 例（11.4％），精神分裂病 16 例（8.3％），神経症 6 例（3.1％）などであった[3]．

1994 年にアメリカ合衆国で行われた大規模なアルコールの comorbidity に関する疫学的研究では対象者 928 名のうち 575 名（62％）に一つ以上の comorbidity が認められた．合併症はうつ病が 36％，反社会性人格障害が 24％，薬物乱用または依存が 17％，躁病が 17％，不安障害が 10％，精神分裂病は 3.4％ であった[4]．米国の別の報告では入院中のアルコール症の合併は薬物乱用が 43％，

＊ 国立アルコール症センター久里浜病院　精神科

表1　精神医学的第1副次診断　（1980年）

| | 男<br>(N=423) | 女<br>(N=41) | 計<br>(N=464) |
|---|---|---|---|
| 1. 感情障害 | 4.3 (%) | 7.3 (%) | 4.5 (%) |
| 2. 恐怖・強迫 | 0.2 | 0 | 0.2 |
| 3. その他の神経症 | 1.7 | 9.8 | 2.4 |
| 4. 境界例人格 | 1.4 | 0 | 1.3 |
| 5. 社会病質 | 1.9 | 0 | 1.7 |
| 6. 薬物依存 | 0.2 | 7.3 | 0.9 |
| 7. 精神分裂病 | 0.9 | 0 | 0.9 |
| 8. 嫉妬以外の妄想状態 | 0.7 | 0 | 0.6 |
| 9. 嫉妬妄想 | 0.5 | 0 | 0.4 |
| 10. てんかん（本態性） | 0.2 | 0 | 0.2 |
| 11. 痴呆 | 1.9 | 4.9 | 2.2 |
| 12. 精神遅滞 | 0 | 0 | 0 |
| 13. その他 | 4.5 | 0 | 4.1 |
| 14. なし | 67.4 | 53.6 | 66.2 |
| 15. 判定なし | 14.2 | 17.1 | 14.4 |
| 計 | 100.0 | 100.0 | 100.0 |

反社会性人格障害が41%，うつ病が38%，恐怖症が27%，強迫性障害が12%，パニック障害が10%，躁病が4%，精神分裂病は2%であった[5]．

日本と比べると米国では二つの報告とも反社会性人格障害の合併が高率な数値であるが調査方法や，母集団，診断基準の違いなどが大きく影響しているのであろう．いずれにしてもアルコール症に高率に他の精神障害が合併するという意識を忘れないことが肝心である．

□ アルコール幻覚症

アルコール幻覚症はアルコール摂取によって生じる精神症状で以前よりアルコール精神病の一つに上げられてきた．厚生省アルコール中毒診断会議報告（1979年）によれば「飲酒間歇時に意識混濁が認め難いにもかかわらず，自分の呼ぶ声，自分について批評する人々の声などの幻聴を認める」と定義されている．アルコール幻覚症に対する臨床家の見解はおおむね以下のようにまとめられる．長期間（年単位）にわたる大量飲酒が存在し，意識清明で見当識が保持されている状況で急速に発症する幻覚．それは初期には騒音や音楽などの要素性の幻聴で，次第に第三者による本人や家族に対する被害的迫害的な生々しい幻声となる．幻視や皮膚感覚の妄覚は存在するがアルコール離脱せん妄の随伴症状として認められる．第三者による被害迫害妄想は急速に体系化され，ある特定の人物に収斂する．経過は治療により2週間から1ヵ月以内に消退し大部分が予後良好である．その経過中に時に激しい自傷行為，自殺企図，他害行為などの問題行動を引き起こす．

一方，アルコール幻覚症を振戦せん妄とは異なったアルコール離脱症状だという意見[6]や精神分裂病と鑑別が困難であるという意見がある[7]．鈴木らはアルコール幻覚症をAL群，AS群，WL群，WS群に4分類し（Aは断酒 abstinence, Wは離脱 withdrawal, Sは短期持続 short-duration, Lは長期持続 long-duration），ALは痴呆へと進展する器質性幻覚症，ASは精神分裂病に近縁のもの，WLは遅延性意識障害に近いもの，WSはアルコール離脱症候群に含まれるものとした．鈴木らはこれらを踏まえアルコール幻覚症という病態が疾患単位ではなくいくつかの病因を有するものであり「症状」あるいは「症候群」と呼んだほうがよいのではないかと言う[8]．

注意すべきことは上にも述べたように経過中に重大な結果をもたらし得る問題行動で，幸地らが報告しているアルコール幻覚症の特徴（「殺される」に特徴的な，生々しい，第三者による身近な被害的迫害の内容の幻聴と急速に体系化される「包囲攻撃状況」あるいはそれに類似の状況の形成[9]）などを持った症例では犯罪事例に結び付く危険性も高く，診察医は保健所，ケースワーカーなどと連携をとりながら早急に専門医に相談する必要がある．

治療はハロペリドール少量から中等量を中心とした抗精神病薬を経口投与する．比較的急速に幻覚は軽快するが年次にわたって持続する場合もある．

□ アルコール症と精神分裂病

古くからアルコール幻覚症との異同をいわれてきた精神分裂病とアルコール症の合併は文献的には10%から65%にまで及び幅が広く正確な理解はされていない[10]．self-medicationという観点から分裂病者が自己の不安感や抑うつ感を緩和するために飲酒行動に走るという考えがあり，一部の患者にそうしたcoping（対処行動）としての飲酒行動があてはまる印象はある．しかし本来，分裂病者にアルコールはなじまない[11]という意見もみられる．

筆者は診療場面で若年のアルコール症者（35歳

未満)の中に分裂病を疑う症例に少なからず出会う．彼等は20歳前後から社会的ひきこもりを始め，仕事に就いても長続きせず，点々と職を変える．対人関係が希薄で意欲の減退や思考の貧困，感情の平板化などの陰性症状を認める．明らかな幻覚妄想は存在しないが被害関係念慮を訴える時もある．生活は淡々としており両親の援助を受けて同居している．10代後半から20代前半に開始された飲酒が次第に大量飲酒となりコントロール障害にまで発展し，酩酊時に家族に暴力を振ったりアルコール関連臓器障害を合併して家族や本人も心配してアルコール専門の精神科を受診する．断酒意欲は乏しくなかなかアルコールの集団治療プログラムには乗らない．途中で自己退院してしまう．こうした症例は積極的に分裂病と診断することはできないがアルコール症の中核群とは一線を画しているように思う．アルコール問題がなければその後も治療場面では出会わないであろう．分裂病者にアルコール症が合併している場合も含めこうした症例の治療は今のところ定式化したものがない．筆者は断酒指導をしつつ，彼等の対人関係の不安定さや不安などに焦点をあてつつ外来通院を長く継続させることに努めている．

□ **アルコール症と感情障害**

アルコール症に高率に感情障害が合併することは多くの研究で報告されている．DavidsonとRiston(1993)はアルコール依存症とうつ病との関係という総説で文献的にはアルコール症とうつ病との合併は16%から68%に及ぶとしている[12]．これは調査対象や診断基準の違いから大きくデータが異なることが考えられる．男女の違いによっても合併率は異なり，女性が男性よりもうつ病が合併しやすい[5]．

アルコールはその薬理学的作用から少量では不安や緊張を緩和し抑制を取るためうつ病者がself-medicationとして飲酒し2次的にアルコール症を合併しやすいと考えられる．しかし大量飲酒は逆に不快感や焦燥感，抑うつ感，不眠などをもたらす．うつ病が先かアルコール症が先かの区別は困難なことが多いが，Schuckitはアルコールと感情障害のcomorbidity研究ではまずアルコールの影響を除いたうえで調べなければならないという．それを除くとアルコール症にうつ病が合併するのは10%以下であると報告している[13]．

筆者もSchuckitの意見に賛成でありうつ病を合併したアルコール症患者にむやみに抗うつ薬を処方すべきでないと考える．入院直後抑うつ感を訴える患者は多いが断酒により2週間から1ヵ月経過した時点で抑うつ感が軽快または消失していることもまま見受けられる．一次性うつ病(うつ病が先行してアルコール依存症が後に発症)と二次性うつ病(アルコール依存症が先行してうつ病が発症)の区別において二次性うつ病では気分の日内変動，早朝覚醒，焦燥感を有する者が少なく，病前性格もうつ病親和性が少ないなどの違いが見られる[14]．

治療は双方の疾患を視野に入れた柔軟な治療態度が必要で，基本的には第一に断酒，第二に感情障害の病状を勘案しつつ，アルコール症の治療へ導入していく[15]．注意点としてアルコールがself-medicationの役割をとっている場合や精神的支えや現実からの逃避になっている場合，治療者が環境整備を鑑みず完全断酒を押し進めると自殺の危険性が増す可能性がある．治療者が断酒を焦らず，入院治療も視野に入れて対応する必要がある．

□ **アルコール症と摂食障害**

アルコール症は男性に多く男性には摂食障害が少ないため，今までアルコール症と摂食障害のcomorbidityは論じられてこなかった．しかし最近の臨床研究では女性のアルコール症に高率に摂食障害が合併することがわかっている．Hatsukamiらは摂食障害と診断された女性の14%にアルコール乱用の既往があるとし[16]，Bearyらはアルコール症として治療を受けている女性の35%に摂食障害の既往があるとしている[17]．Higuchiらの報告でも女性アルコール症者の11%が摂食障害を合併しており29歳以下の女性アルコール症者に限ってみれば72%に摂食障害が認められた[18]．またSuzukiらは摂食障害を合併した女性アルコール症者のうち，過食のみの合併が48%，過食と拒食が合併したものが45%，拒食のみの合併は7%認められたと報告している[19]．

アルコール摂取も摂食行動の一つであるため摂食障害とアルコール症の合併例の治療は双方に焦点をあてながら進めていく必要がある．断酒すると逆に摂食障害の問題が前景に立つことも多い．久里浜病院ではアルコール症の小グループミーティングと摂食障害の小グループミーティングの両方

を用意し，患者の症状に合わせいずれか一方または両方に参加してもらい治療を行っている．基本的には断酒指導と個人精神療法を行っている．

## おわりに

今まで述べてきたようにアルコールと他の精神疾患の合併は思った以上に高率に認められる．ここで述べられなかったが他にも反社会性人格障害や不安障害との合併などもある．また古くからいわれてきた酒客嫉妬妄想の合併もある．さらに離脱期におけるアルコール性てんかんの問題もある．いずれにしても治療に際してアルコール症を臓器障害からみる内科的視点と断酒指導という精神科的視点の他に合併精神障害の存在を忘れないことが大切である．

## 文献

1) 八田耕太郎，高橋丈夫，中村裕之，他：精神科救急における緊急検査値の実態．精神科治療学 12：905-911, 1997

2) 斎藤 学，高木 敏，編：アルコール臨床ハンドブック，金剛出版，1982

3) 洲脇 寛，村上 綾，臼杵豊之，他：精神疾患を合併する物質依存の臨床的研究（III）—外来患者の実態を中心として—．厚生省精神疾患研究委託費 精神作用物質精神障害の診断と治療に関する研究 平成7年度研究成果報告書，1996

4) Penick EC, Powell BJ, Nickel EJ, et al：Co-Morbidity of Lifetime Psychiatric Disorder Among Male Alcoholic Patients. Alcohol Clin Exp Res 18：1289-1293, 1994

5) Hesselbrock MN, Meyer RE, Keener JJ：Psychopathlogy in Hospitalized Alcoholics. Arch Gen Psychyatry 42：1050-1055, 1985

6) Gross MM, et al：Evaluation of acute alcoholic psychoses and related states. QJ Stud Alcohol 32：611-619, 1971

7) Bleuler E：Lehrbuch der Psychiatrie, Springer Verlag, Berlin, 1916

8) 鈴木康夫，佐野秀典，矢崎理恵，他：アルコール幻覚症の治療．精神科MOOK No 30，金剛出版，1994

9) 幸地芳朗，岩尾俊一郎，見野耕一，他：アルコール幻覚症に対する一考察．精神科治療学 11：809-814, 1996

10) Mueser KT, Bellack AS, Blanchard JJ：Comorbidity of schizophrenia and substance abuse, implications for treatment. J Consult Cli Psychol 60：845-856, 1992

11) 永田俊彦，村山賢一：アルコール症を伴う分裂病．精神科治療学 11：711-744, 1996

12) Davidson KM, Riston EB：The relationship between alcohol dependence and depression. (invited review), Alcohol & Alcoholism 28：147-155, 1993

13) Schuckit MA：Alcoholism and other psychiatric disorders. Hosp Community Psychiatry 34：1022-1027, 1983

14) Hasegawa K, Mukasa H, Nakazawa Y, et al：Primary and Secondary depression in alcoholism-clinical features and family history. Drug Alcohol Depend 27：275-281, 1991

15) 木村武登，広瀬徹也：アルコール症を伴う躁うつ病．精神科治療学 11：707-710, 1996

16) Hatsukami D, Eckert J, Mitchell JE, et al：Affective disorder and substance abuse in women with bulimia. Psychological Medicine 14：701-704, 1984

17) Beary MD, Lacey JH, Merry J：Alcoholism and eating disorder in women of fertile age. BJ Addiction 81：685-689, 1986

18) Higuchi S, Suzuki K, Yamada K, et al：Alcoholics with Eating Disorders：Prevalence and Clinical Course. A Study From Japan. BJ Psychiatry 162：403-406, 1993

19) Suzuki K, Higuchi S, Yamada K, et al：Young Female Alcoholics With and Without Eating Disordrs：A Comparative Study in Japan. Am J Psychiatry 150：1053-1058, 1993

■ アルコール医療入門

# 女性のアルコール問題

栗田　寛美* 澤山　透*

- 国内での女性のアルコール関連問題に関する研究は，これまでにほとんどされていないのが現状である．
- 女性の飲酒習慣は食生活の欧米化や購入方法の変化，女性の社会進出により変化している．
- 女性の問題飲酒の進展は，男性と比較して社会的，家庭的背景に強く影響を受ける．
- 国立療養所久里浜病院でのアルコール依存症の最近の動向は，男女比は縮小し60歳以上の高齢者の割合が増加している．
- 女性アルコール依存症の問題点は，他の精神疾患の合併を伴うことが多く，病態が複雑であるために治療が困難である．

**Key Words** 女性アルコール依存症(女性ア症)，飲酒習慣の変化，女性アルコール依存症の問題点，最近の動向，高齢者問題，精神疾患の合併

## はじめに

わが国において，女性の飲酒問題については，以前から問題視されてはいるものの研究は男性の飲酒問題に比してまったくと言ってよいほど進んではいない．女性のアルコール関連問題の現状とそれを解決するために必要な手段の幾多の研究は，一般的に信じられていたほど単純ではないと明らかにした．しかしながら，今なお，科学的な研究の蓄積が十分になされているとはいえない現状にある[1]．女性のアルコール関連問題に関する研究は，非常に重要であるにもかかわらず，アルコール関連問題の中のごく一部であったがゆえに，結果としてこのような現状に至ったと考えられる．現在，女性の飲酒人口は確実に増加しており，それに応じて今後，女性のアルコール関連問題が社会問題になっていくと思われる．

本項では，国立療養所久里浜病院における女性アルコール依存症患者の統計を含め女性のアルコール問題について論じたいと思う．

## □ 女性の飲酒習慣

わが国の女性の飲酒者は1954年に国税庁が実施した「酒類に関する世論調査」の結果によると20歳以上成人女性の13%であった[4]．1968年[2]および1987年[3]に内閣総理大臣官房広報室が実施した同様の世論調査結果ではそれぞれ19%，43.2%であり，女性の飲酒者割合が近年著しく増加したことが明らかである[6,7]．

近年では食生活が欧米化し，飲酒することが以前のように批判されず，ワインブームのように飲酒が美徳であるかのように論じられ，食事とともに飲酒することが習慣化しつつあるようである．また，女性の社会進出により，いわゆる「つきあい酒」も増加し，女性の飲酒習慣の変化の原因になっているようである．

その他，酒税の減税に伴い酒類の価格の低下，コンビニエンスストアや自動販売機などのように酒屋でなくとも酒類を場所・時間を選ばず購入可能になったことも，女性の飲酒習慣の変化に寄与していると考えられる．

## □ 女性の問題飲酒

女性は，男性に比べ担う役割が多い．女性が家庭で担うべき役割は，妻，母，嫁，女性としての自分と数多い．女性の社会進出が進み，結婚後も仕事を続けるために家庭に入る女性は減少傾向にあるが，依然，専業主婦は多い．祖父母や近所づきあいにより家庭内の役割分担を軽減していたが，核家族化が進み育児や教育など家庭の問題を夫婦のみの共同作業で行うようになる．しかし，「家庭を守るのが主婦」という一言で片付けられ当然のように夫婦で行うべきその役割を1人で果たさざ

* 国立アルコール症センター久里浜病院　精神科

るを得なくなる．その役割を果たすことができなくなると，閉ざされた家庭の中でストレスの発散や現実逃避を目的に"飲む理由"を作り飲酒を始め，"キッチンドリンカー"となる．この他，子どもの自立とともに育児が終了し母親としての役割の終了を迎えた時，突然ぽっかりと穴があいたように自分のなすべきことがなくなり，その穴埋めをするかように飲酒を始める．

これらの飲酒形態は多くの場合，隠れ酒から始まることが多く家族の目の届かないところで進行する．このため家族が気付いた時には問題飲酒となっており，さらに精神面では抑うつ的で酒しか自分のこの辛さ，淋しさを理解し慰めてくれる物はないと考えるようになっており，断酒が難しくなってしまう．

以上のようにもっとも端的な問題飲酒の発生過程を述べたが，もちろん，問題飲酒すべてがこのような形で進展していくわけではない．女性の問題飲酒の進展は，男性と比較し背景として社会・家庭要因がかなり強く影響していることが多く，問題飲酒者本人および周囲に生じている問題の解決が単純に飲酒を中断するだけでは不可能な状態となっている．

□ 女性アルコール依存症の問題点

問題飲酒はさらに悪化し，やがてアルコール依存症へと進展していく．アルコール依存症の総論についての詳細は他項を参考にしていただき，ここでは，女性アルコール依存症の問題点について述べたい．

アルコール依存症の治療の目標は，第一に断酒とその継続である．しかし，女性のアルコール依存症患者の断酒継続には困難な点が多い．以下にその問題点をあげる．

１．社会的批判が強い

女性の飲酒が認められる一方で，逸脱した飲み方になると途端に風当たりが強くなる．自己嫌悪や罪悪感が強く，治療の導入およびその持続を困難にする．世間的批判を気にして自助グループにつながりにくい．

２．集団療法が困難

異質なタイプが混じり合いグループが均一にまとまりにくい．性格が未熟なケースや社会性・協調性に欠けるケースが多い．このため，10数人以上の集団療法は困難である．それ以上の人数でも，集団療法は効果があったとしてもそれ以上にマイナスな点の方が多い（医療者がグループをコントロールしにくく，グループ内のトラブルも増加する）．

３．家族の問題

① アルコール依存症が病気であることの理解に乏しく，「女だてらに」「だらしのない妻」などと非難し，家族（特に夫）の協力が得られない．家族会の参加を促しても，仕事などを理由に参加しない．このため，患者自身も肩身の狭い思いをして治療を受けることが多い．さらに，男性に頼りやすく男性依存の問題を生じ，結果として離婚に至ることも少なくない．

② 夫や両親にもアルコールや暴力などの問題が存在する．このことは，本人以上に問題であることも多く，断酒継続はもちろんのこと治療の導入，継続が難しくなる．

③ 一見献身的な夫は，共依存関係になっていることが多い．このため，共依存関係から抜けられなかったり，夫が回復に対して足を引っ張ったりするためにアルコール依存症からの回復が難しい．

４．女性の生き方の多様化

情報化社会の中で女性の生き方に関する価値観が多様化し，女性が自由に生きることや男女平等が保証されているように見えるが，依然として社会全般に従来の性別規範が存在しているため葛藤が生じやすい．本来の「あるべき女性像」が持てず，治療が中断し再飲酒してしまう．

□ 国立療養所久里浜病院における最近の動向

女性アルコール依存症について調査を行った．

1980年～1999年の当院での新規受診患者数はほぼ横ばいであるにもかかわらず，女性アルコール依存症者は漸増している．全体に占める新規女性アルコール依存症の割合は，1980年は9.4%であったが1999年は14.3%と増加している（図1）．さらに，男女比では1980年代では10前後であったが，1990年後半では6.0前後と男女比の縮小傾向が目立ってきている（図2）．

米国では男女比はさらに縮まっており，全体で3.0～4.0[5]であり，次第に1.0に向かって推移しているといわれている．わが国でも，今後，米国の傾向と同様に男女比は次第に縮小化に向かって推移すると思われる．

次に，過去2年間の当院における女性アルコー

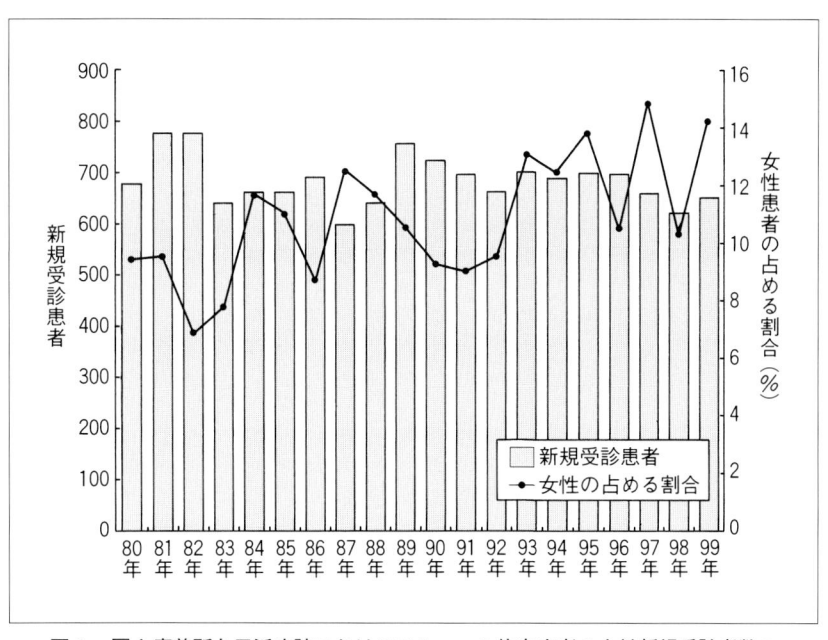

図1 国立療養所久里浜病院におけるアルコール依存症者の女性新規受診者数の推移

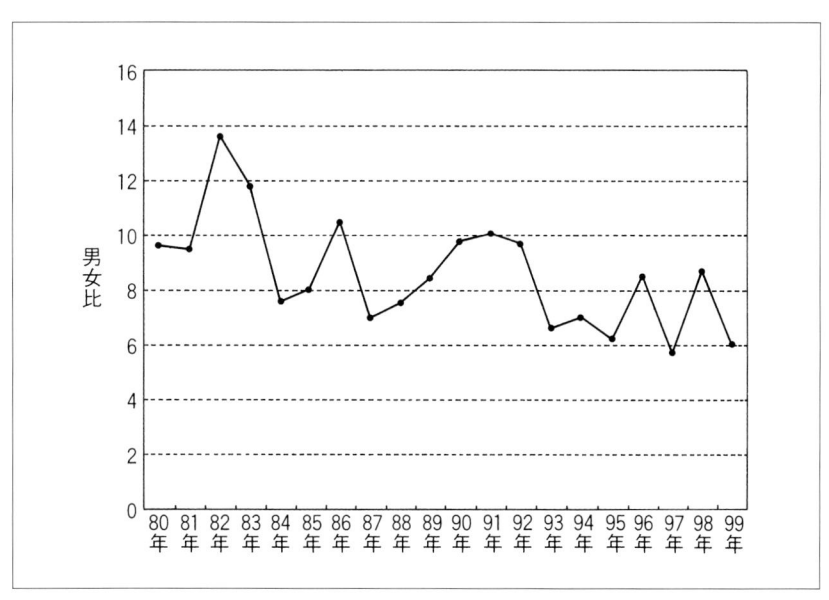

図2 国立療養所久里浜病院におけるアルコール依存症者の新規受診者の男女比

ル依存症入院患者の動向について述べたい．

対象患者は1997年5月27日より入院し1999年2月28日までに退院した女性アルコール依存症例で，当院のアルコールリハビリテーションプログラム（以下，ARPと略す）に参加した患者65名についてである．この中には，アルコール依存症であると診断されたが，ARPに参加できないと判断された症例は含まれていない．ARP参加の判断は，主治医による．その判断基準は，主に中高年女性（30～35歳以上）で，他の精神障害のないこと，あったとしても比較的安定していること，痴呆のないことなどである．もちろん，この判断基準にあてはまらない症例が少なくないため，部分参加のような形で柔軟に対応した症例も含んで

表1　国立療養所久里浜病院における中高年女性アルコール依存症入院患者の最近の動向

年齢構成：
　平均年齢が44.0歳，30代23人，40代23人，50代17人，60代以上2人
ARPに参加しプログラムを終了（2ヵ月）した者：
　65人中53人（81.5%）
　　終了しない者の内訳：自己退院9人，強制退院1人，転棟・転院2人
　　　自己退院は，飲酒帰棟時入院治療の継続を望まず退院となるケースがほとんど
　　　転院・転棟は患者の精神状態の悪化や，当院では対応困難と思われたケース
入院回数：
　初回入院52人（80.0%），2回目の入院9人，3回以上の入院4人（6.2%）
外泊時の飲酒：
　11人（16.9%）
家庭背景：
　結婚経験者59人（90.8%），離婚26人（44.0%），死別4人
　親の問題飲酒のある者28人（43.1%），20歳以前の親との死別ある者24人（36.9%），夫の暴力問題のある者6人（9.2%），夫の問題飲酒のある者は12人（18.4%）
酒歴：
　初飲：平均19.4歳，10代40人，20代22人，30代3人
　習慣飲酒開始年齢：平均30.8歳，10代6人，20代24人，30代22人，40代10人，50代3人
　問題飲酒開始年齢：平均37.1歳，20代9人，30代32人，40代19人，50代5人
　社交的飲酒期間のない者：25人（38.5%）
身体的に重篤な離脱症状：
　振戦せん妄15人（23.1%），けいれん発作の既往10人（15.4%）
他の薬物乱用：
　入院時0人，既往のある者10人（15.4%），（内訳；シンナー7人，覚醒剤3人）
自殺企図の既往：
　22人（33.8%）
タイプ分類：（波田による類型化を引用し分類：表2）
　① 葛藤型：24人（36.9%），② 破綻型：26人（40%），③ 多因子合併型：3人（4.6%），④ アウトサイダー型：6人（9.2%），⑤ 単純型：6人（9.2%）

いる．以下に結果を示す（表1）．

年齢構成は，平均年齢が44.0歳，30代23人，40代23人，50代17人，60代以上2人となっている（主に30歳以下は若年者対象のグループに参加）．

これまでに述べたように，女性ARPグループの多くは依然として30〜40代の中年女性が中核を占めていることがわかる．

ARPに参加しプログラムを終了（2ヵ月）した者は65人中53人（81.5%）であった．終了しない者の内訳は，自己退院9人，強制退院1人，転棟・転院2人であった．自己退院は，飲酒帰棟時入院治療の継続を望まず，そのまま退院となるケースがほとんどである．転院・転棟は患者の精神状態の悪化や，当院では対応困難と思われたケースである．

入院回数については，初回入院が52人（80.0%）を占める．2回目の入院は9人，3回以上の入院は4人（6.2%）である．

外泊時の飲酒は11人（16.9%）であるが，なかには自己申告をしないで退院する者もいるため，実際の人数よりは少ないと思われる．

家庭背景についてであるが，結婚経験のある者は59人（90.8%），うち26人（44.0%）が離婚，死別は4人であった．親の問題飲酒のある者は28人（43.1%），20歳以前の親との死別ある者は24人（36.9%），夫の暴力問題のある者は6人（9.2%），夫の問題飲酒のある者は12人（18.4%）であった．これまでに多くの研究者が述べてきたように家庭背景の問題のある者が非常に多い．これら以外にも機能不全家族の中で育ったケースも数多く見受けられた．

一方，酒歴に関しては初飲が平均19.4歳で10代40人，20代が22人，30代が3人であった．習

表2 波田らによる女性アルコール依存症のタイプ分類

① 葛藤型
　現代女性一般にみられる飲酒行動をとっていた者が，日常生活の中に常在する強い不満や葛藤があり，自己不全感や心理的葛藤が無意識下に抑圧され，次第に飲酒へと逃避していくタイプ．
② 破綻型
　発症まではあまり酒を飲まなかったが，急激にあるいは重なってライフ・クライシス（生活危機）が起きたり，ライフ・サイクルに転機が生じたりしたことによって慣れない飲酒に逃避するタイプ．
③ 多因子合併型
　それなしにはアルコール乱用の発生が説明できないような精神疾患（感情障害，不安神経症など）を合併するタイプ．安定剤代わりに飲酒する．
④ アウトサイダー型
　前近代的な女性差別や貧困といった歪んだ生活を強いられたために発症するタイプ．若年から水商売に入り，長年の酒歴の後に問題飲酒に進行する．
⑤ 単純依存型
　比較的早くから飲酒に親しみ社交的飲酒期間を持ち，長期間それを続けているうちに次第に問題飲酒に進行していくタイプ．男性のアルコール依存症に近い．

（文献[8]より）

慣飲酒開始年齢は平均30.8歳，10代6人，20代24人，30代22人，40代10人，50代3人であった．さらに問題飲酒開始年齢は平均37.1歳で，20代9人，30代32人，40代19人，50代5人であった．

一般に男性では問題飲酒期間に至るまでには約15～20年，女性はその半分であるといわれている．これについて，今回の調査結果での習慣飲酒年齢の平均と問題飲酒開始年齢の平均の差が10年以下であることからもわかる．また，男性との違いとして特筆すべきは，社交的飲酒期間のない者が25人（38.5％）も存在したことであり，女性アルコール依存症者が社交的な飲酒の期間を持たずに，1人で飲酒を始め，「隠れ飲み」や「安定剤・睡眠薬代わりに飲む」という悪循環を繰り返しているかが推察できる．

身体的に重篤な離脱症状として，振戦せん妄が15人（23.1％），けいれん発作の既往が10人（15.4％）であった．これは入院症例が，中等から重症の症例が多いために高率になったと考えられる．

他の薬物乱用に関しては，入院時では0人であったが，既往のある者は10人（15.4％），内訳としてはシンナーが7人，覚醒剤が3人であった．多重嗜癖の問題が少なくなく，飲酒問題のみ解決しても問題解決には至らないことが伺える．

自殺企図の既往は，22人（33.8％）と高率で，男性に比して自己破壊的な行動が目立つのも特徴的であった．

タイプ分類であるが，波田ら[8]による類型化を引用し分類した（表2）．

①葛藤型：24人（36.9％），②破綻型：26人（40％），③多因子合併型：3人（4.6％），④アウトサイダー型：6人（9.2％），⑤単純型：6人（9.2％）であった．この葛藤型と破綻型で全体の75％以上を占め，女性が遭遇した状況に反応しそれを契機に発症しやすく，男性に多いとされる単純依存型は非常に少ないという点で対照的であった．

最近の当院の女性患者動向は，基本的な部分は大きく変化はない．しかし，確実に，女性患者の占める割合は少ないが漸増し，さらに高齢者のアルコール依存症者も漸増していることは確かな事実である．これは，女性の飲酒という社会現象に引き続いて生じているだけでなく，高齢化社会というかつて経験のない社会構造の変化に伴い起きているものである．

今後，米国のように，アルコール依存症の男女比が1.0に近付くかどうかは，人種や社会構造の違いがあるため何とも言えないが，確実に，わが国の女性アルコール依存症者は増加していくことだけは確かである．このため，アルコール依存症者の増加を防ぐためにも1次予防が重要であり，われわれは男性のみでなく，女性アルコール依存症者も視野に入れた積極的な対応，治療介入が望まれる．

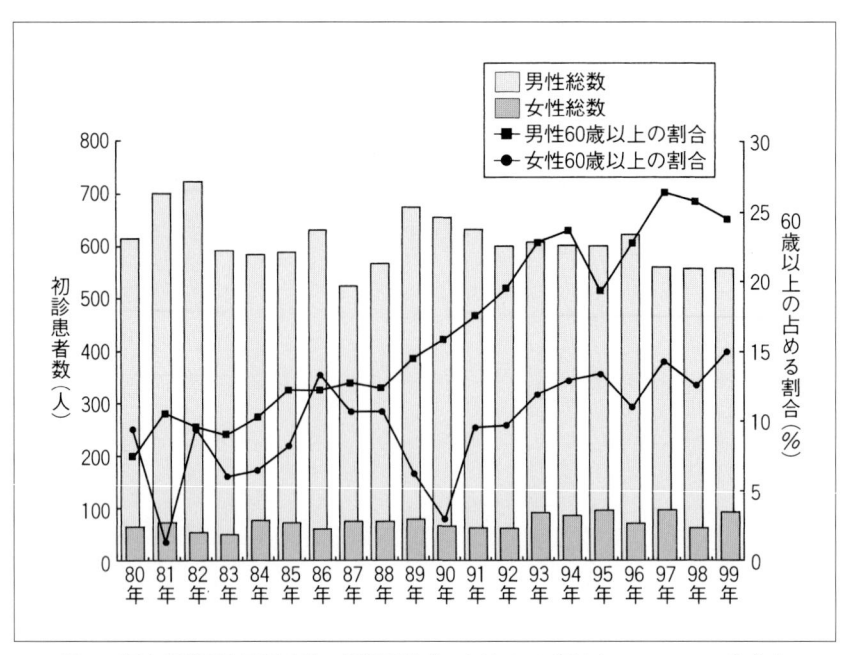

図3 国立療養所久里浜病院の新規受診者における60歳以上のアルコール依存症の占める割合

## ☐ 今後の課題

### 1. 高齢者（痴呆合併例）の対応

高齢者社会への進行とともに、高齢者の女性アルコール依存症の増加があげられる（図3）。特に70歳以上の高齢者では断酒の動機付けが困難で、身体的・精神的にARPへの参加は難しく、多くの場合治療は解毒のみとなる。また、痴呆（特に徘徊など）の合併例では、開放病棟での対応は困難で閉鎖病棟での対応が余儀なくされる。

また、家族側の問題としてキーパーソンとなる家族が、子どもなどの若い世代ではなく夫つまり、老夫婦2人で暮らし、年老いた夫が妻の面倒をみるのは事実上困難である。このため、ホームヘルパーなどの導入やショートステイなどの福祉の活用や介護保険の導入を入院中からすすめ、家族間の連絡を密にとるようにもすすめている。また、精神科病棟での入院となった際は、断酒教育を中心とするのではなく、生活訓練を主体とした療養が中心となる。このように高齢者の女性アルコール依存症に関しては、実質的なアルコール依存症の治療そのものには至っていないのが現状である。

### 2. 精神発達遅滞や精神分裂病に合併した患者の対応

精神発達遅滞や精神分裂病の合併例では、身体的・精神的にARPへの参加は難しい。断酒の動機付けが困難であるだけでなく、精神的な負担が大きく原疾患（精神発達遅滞や精神分裂病など）の増悪がみられるか、飲酒状態の悪化が見られる。このため、高齢者と同様に多くの場合、入院治療は解毒のみとし、現疾患の安定化を図ることが目的となってしまうことが多い。

### 3. ARPの限界

家族問題などが山積し、長期的なfollowが必要な患者も退院後、遠方であったり家事や育児が忙しかったりすることから、外来の中断が多い。このため、入院中にできる限りの問題の解決を図る。しかし、入院中の3ヵ月では解決困難な例が多い。退院後の患者の孤立を防ぐためにも遠方の症例は、アルコール依存症を扱う精神科クリニックもしくは病院に紹介し、定期的なfollow upの体制を準備するようにしている。近郊の症例は、入院中から通院の必要性を説明する他に通院によるメリット（作業療法の継続や仲間との会話など）も話すことで「病院に行く」という緊張感や不安感、面倒くささを解消するように心がけている。

また、単身女性で生活訓練も含めて今後の加療が必要と判断されるようなケース（夫の暴力で単身生活を余儀なくされるなど）では「まゆの家」

などの中間施設への入所のための連絡，取り次ぎも行っている．

### 4．摂食障害の合併

アルコール依存症例では，他の精神障害の合併をみることも多い．その高頻度にみられる合併症としての一つとして，摂食障害があげられる．若年の頃から摂食障害を合併していたり，状況反応性に摂食障害を発症したりすることがある．初診の時点では摂食障害の合併がはっきりせず，入院後や通院中に徐々に問題化してくることが多い．一度にアルコール依存症と摂食障害の治療とを並行して加療するのは患者と医療者の負担やプログラムの内容を考えると実質的には難しい．このため，患者にとって重症度の高い疾患を面接の中で聴取し，ARPスタッフでカンファレンスを行い最優先の治療を決定する．摂食障害の重症度がアルコール依存症よりも高い場合，摂食障害のグループ担当医師へ紹介し患者の同意が得られれば精神科へ転棟し，摂食障害のグループに参加することとなる．アルコール依存症の重症度の方が高い場合は，ARPをそのまま，もしくは部分参加とし治療を継続する．

### 5．多重嗜癖の問題（薬物依存など多くの嗜癖問題の合併）

アルコール依存症だけではなく覚醒剤やブロンなどの薬物依存など多重嗜癖の問題を持つ例も少なくない．これも，摂食障害と同様に治療の選択を行う．

ARPには，これまで述べてきたようにさまざまな部分での困難や限界が多い．しかし，今後アルコール依存症の多様化が進み，対応がさらに困難となることも予想される．女性アルコール依存症グループは，10人前後をグループ単位とするため比較的柔軟に対応できるが，一定の基準を設けて治療を進めていかないと集団治療は成立しなくなってしまう．また，男性患者の場合，課題達成型のARPは良好な結果を生むことが多いが，女性患者の場合は課題達成型のARPは男性ほどの効果が得られにくい．このため，われわれ治療者として，女性アルコール依存症者が持ちやすい，飲酒や病気，周囲に対する罪悪感からの回復も含め，「自己開示を目的する」と考える方向に向けられるように援助することを心がけている．

今後，われわれの課題としてはARPの適応か否かを選択し，ARP参加困難例に対しては症例ごとに現在の患者の状況に応じた最適な治療方針を立て，ARP参加例に対してはより良い結果を生むような治療を行っていくべきであると考えている．

### 文　献

1) 高野健人，中村佳子：女性の飲酒習慣の変化とアルコール関連問題（河野裕明，大谷藤郎編）．我が国のアルコール関連問題の現状―アルコール白書―，厚健出版，東京，81-89，1995

2) 内閣総理大臣官房広報室：世論調査報告書；酒類に関する世論調査　昭和43年12月（1969）

3) 内閣総理大臣官房広報室：世論調査報告書；酒類に関する世論調査　昭和62年9月（1988）

4) 国税庁：酒類に関する世論調査，昭和29年12月（1955）

5) Schuckit MA Morrissey ER：Alcoholism in Women；some clincal and social perspectives with an emphasis on possible subtypes. In：Alcoholism Problems In women and children, Grune and Stratton, New York, 1976

6) 石井宣彦：女性のアルコール依存症（樋口進，編）．アルコール臨床研究のフロントライン．厚健出版，東京，83-98，1996

7) 石井宣彦：女性アルコール依存症の治療（河野裕明，大谷藤郎，編）．我が国のアルコール関連問題の現状―アルコール白書―．厚健出版，東京，91-103，1995

8) 比嘉千賀：女性のアルコール依存症―治療上の問題点―（新福尚武，編）．アルコール症の精神療法．金剛出版，東京，105-130，1984

■ アルコール医療入門

# 現代日本の子どもの飲酒問題

鈴木　健二*

- 日本社会は子どもの飲酒に寛容すぎる．
- 子どもは大人達の想像を超えて，あたりまえのように飲酒している．
- 子どもの中に，すでにアルコールの害に曝されている問題飲酒群が存在する．
- 人生の早い時期からの飲酒開始は，早期のアルコール関連障害が出現しやすい．
- 子どもの飲酒でもっとも大きなリスクは急性アルコール中毒である．

**Key Words**　子どもの飲酒，急性アルコール中毒，問題飲酒群，胎児性アルコール症候群

## はじめに

　イッキ飲みは依然として大学生の間にはびこっているようである．先日も熊本大学の医学部の新入生がイッキ飲みで死亡し，その親が大学を告訴したニュースが流れた．医学部のサークルの新入生歓迎会で先輩からイッキ飲みを強制され，意識不明の状態で放置され死に至ったものである．アルコールの害について当然知っているはずのサークルの顧問の医師も同席して行われており，その行為は毎年恒例になっていたということである．イッキ飲みの流行は10年前のことであり，大学生の死亡事件が多発したため，今では大学が新入生歓迎会でのイッキ飲みは禁止する時代なのに，新入生いじめのイッキ飲みがいまだに続いており，人の命を預かる医学部でこの事件は発生したことが悲劇なのである．

　このような危険なイッキ飲みは大学生の専売特許ではない．コンパ・打ち上げという言葉が大学生ばかりではなく高校生，中学生にまで広がってきている．イッキ飲みによる死亡という事件が象徴していることは，子どもがあたりまえのように飲酒している今の日本と，アルコールの害についての知識がないままに，「お酒はいいものだ」という考えがはびこっている状況である．

## □　子どもの飲酒の実態

　まず現在の日本では子どもがあたりまえのように飲酒している姿を示したい．筆者らは10年前から子どもの飲酒が無視できないところにきていることをいくつかの調査で明らかにしてきたが，1996年に厚生省は初めての未成年者の飲酒状態の全国調査を行ったので，その結果の一部を報告する．調査は国立公衆衛生院が中心となって行い筆者も参加した．調査は全国の中学校・高校から無作為抽出で中学校122校・高校109校の対象校を抽出

表1　中学生・高校生の飲酒頻度

| | 中学生 | | | 高校生 | | |
|---|---|---|---|---|---|---|
| | 全体<br>(N=42148) | 男子<br>(N=21277) | 女子<br>(N=21141) | 全体<br>(N=72396) | 男子<br>(N=35367) | 女子<br>(N=37029) |
| 飲まない | 43.2 (%) | 39.8 (%) | 47.1 (%) | 27.1 (%) | 24.2 (%) | 29.5 (%) |
| 年に1～2回 | 38.1 | 38.7 | 37.5 | 34.4 | 30.2 | 38.9 |
| 月に1～2回 | 13.3 | 15.1 | 11.5 | 28.3 | 31.5 | 25.3 |
| 週末 | 1.4 | 1.9 | 1.0 | 3.9 | 5.4 | 2.3 |
| 週に数回 | 3.1 | 3.7 | 2.4 | 5.4 | 7.3 | 3.6 |
| 毎日 | 0.7 | 0.8 | 0.5 | 0.8 | 1.2 | 0.4 |

\* 国立アルコール症センター久里浜病院　精神科

表2　中学生・高校生の飲酒場面

|  | 中学生 | | | 高校生 | | |
|---|---|---|---|---|---|---|
|  | 全体<br>(N=42148) | 男子<br>(N=21277) | 女子<br>(N=21141) | 全体<br>(N=72396) | 男子<br>(N=35367) | 女子<br>(N=37029) |
| 飲まない | 27.4 (%) | 26.3 (%) | 28.6 (%) | 13.1 (%) | 12.7 (%) | 13.2 (%) |
| 冠婚葬祭のとき | 55.4 | 55.7 | 55.1 | 60.1 | 60.0 | 60.4 |
| 家族と食事のとき | 38.9 | 37.9 | 40.0 | 44.8 | 44.0 | 46.3 |
| コンパ・打ち上げ・クラス会 | 4.6 | 5.2 | 4.0 | 31.8 | 33.7 | 30.3 |
| 居酒屋・カラオケBOX | 5.6 | 5.6 | 5.5 | 30.2 | 32.5 | 28.4 |
| 誰かの部屋で仲間と | 10.3 | 11.1 | 9.5 | 44.1 | 47.8 | 40.8 |
| 1人で | 8.6 | 10.2 | 6.9 | 22.5 | 28.6 | 16.6 |

し，学校に調査用紙を送り調査の協力を依頼した．調査用紙は生徒が回答する自己記入式の無記名のアンケートであった．調査用紙が返送されてきたのは中学校80校，高校73校で回収率は66％であった．有効回答のアンケートは115814通であった．

表1に中学生・高校生の飲酒頻度を示した．中学生の6割，高校生の7割は飲酒経験を持っていることがわかる．中学生・高校生の30〜39％が年に1〜2回の飲酒をしていると回答しており，この生徒達は冠婚葬祭などの日本の伝統的な飲酒習慣で飲酒していると推定される．月に1回以上飲酒している生徒は自発的意思で飲酒していると推定されるが，中学生の20％，高校生の40％に存在した．週に1回以上飲酒している生徒は習慣飲酒が開始されていると推定されるが，中学生の5％，高校生の10％に存在し，高校生男子においては14％も存在していた．この表から中学生・高校生にとっては飲酒はあたりまえのようになっていることが推定される．1回あたりの飲酒量については表に示していないが，中学生では飲酒量は低い水準にあったが，高校生では飲酒量は増大し，コップに6杯以上飲むと回答した高校生は12％存在し，男子高校生では18％に存在していた．

表2は飲酒場面についての質問の回答を示した．この質問への回答は複数回答である．中学生も高校生ももっとも回答率が高かったのは冠婚葬祭の時と，家族との食事の時であった．しかし高校生になると，そうした伝統的な子どもの飲酒場面ばかりでなく，「誰かの部屋で仲間と一緒に」とか「コンパ・打ち上げ・クラス会」とか「居酒屋・カラオケBOX」などと回答した生徒は30％を超えている．さらに「1人で」と回答した男子高校生は28％，女子高校生においても17％存在しており，男子中学生においても10％，女子中学生においても7％存在していた．表には示していないが，別の質問ではお酒の入手方法を質問しているが，高校生の55％は家にあるお酒を飲むと答えているが，同じくらいの回答率の53％はコンビニ・スーパーで買うと回答しており，また25％前後の高校生は「酒屋で買う」「自動販売機で買う」「居酒屋・カラオケBOX」と回答している．

調査結果から，現在の日本の中学生・高校生の飲酒行動が浮かび上がってくる．中学生の多くは家族と一緒の場面で少量のお酒をもらって飲んでいることが多い．そうやって中学生は（おそらくは小学生の時代から）少しずつアルコールの学習を行っており，お酒の味に慣れるとともに酔うことを学習していることになる．そして高校生になると飲酒レパートリーは一挙に拡大し，友達との社交的飲酒が開始され，1人で飲む酒も開始され，お酒の入手レパートリーも多面的に拡大している．今の日本では「子どもも少しの飲酒ならよい」という言葉があたかも常識のように横行しているのである．この調査における別の質問では親から飲酒を勧められた経験を問うているが，中学生の30％，高校生の40％は親から飲酒をすすめられた経験を持っていた．

## □ 子どもの飲酒の害

アルコールは薬理学的には麻薬類と同じような精神作用物質に分類される．精神作用物質は少量でも繰り返し使用すると耐性が上昇し，摂取量を増やさないと同じ効果が得られない．これが酒に強くなることである．中学生時代から飲酒を始め

ると早期に耐性が上昇して大量飲酒を始めることにつながる．高校生における飲酒量の増大と飲酒レパートリーの拡大はそれを示している．

子どもの飲酒のもっとも大きな危険は急性アルコール中毒である．最初に述べた大学の新入生歓迎会での急性アルコール中毒による死亡事件はその典型である．短時間の間に大量飲酒でアルコール血中濃度が高まると，大脳皮質から辺縁系，さらには延髄まで中枢神経の麻痺が進み昏睡から死に至ることになる．急性アルコール中毒は，5合の日本酒（ウイスキーならボトルの半分）を30分以内に飲むと発生すると考えられているが，個人差は大きく子どもはアルコールの代謝酵素が未完成なので発生しやすい．

胎児性アルコール症候群は妊娠中の大量飲酒によって引き起こされ，成長障害，知能障害，いくつかの奇形，特有の顔貌などで診断される．妊娠する前に大量飲酒の習慣が始まっていると妊娠しても飲酒を止めることができずにいる女性の場合に発生しやすくなる．

子ども時代からの飲酒は早い時期からのアルコール依存症の発症につながる．20歳代のアルコール依存症では，彼らの習慣飲酒開始年齢は約18歳であった．毎日飲酒を開始してからわずかに数年でアルコール依存症が発症していることになる．

子ども時代からの飲酒は，飲酒による現実逃避の回路が形成されることで，青年期に学習しなければならない対人関係の作り方やストレス回避の方法などが身に付かないままになることが多い．青年期における死亡原因の第1位は事故死であるが，飲酒運転によるバイクの事故の危険も多い．

## □ 子どもの問題飲酒群

筆者は子どもの中にすでにアルコールの危険に曝されているグループが存在すると考え，それを問題飲酒群と呼んだ．問題飲酒群はほぼ1週間に1回以上飲酒している者達であるが，彼らは頻回に多量に飲酒しているばかりでなく，1人で飲むことも多く，大量飲酒によるブラックアウト（酩酊後の記憶欠損）も多く経験している．問題飲酒群は全国調査において，中学生の3％，高校生の14％に存在した．未成年者の覚醒剤乱用が社会的に問題になっているが，別の調査では，問題飲酒群はシンナー・大麻・覚醒剤使用の経験者が多いという結果がある．問題飲酒群はアルコール依存症，薬物依存症へのハイリスクグループと考えることができる．

### 文　献

1）鈴木健二：若年者の飲酒問題．臨床科学 35：58-64，1999

2）箕輪眞澄，他：1996年度未成年者の飲酒行動に関する全国調査報告書．厚生省，1997

3）鈴木健二，他：未成年者の問題飲酒スケール Quantity-Frequency Scale（QF Scale）．アルコール研究と薬物依存 29：168-178，1994

4）鈴木健二，他：ヤングアルコーリックの治療経験．アルコール依存とアディクション 11：290-296，1994

5）鈴木健二，他：高校生における違法性薬物乱用の調査研究．日本アルコール・薬物医学会雑誌 34：465-474，1999

■ アルコール医療入門

# 高齢者のアルコール問題

松下　幸生*
まつした　さちお

- 高齢男性の約70%，女性の30%が飲酒者である．
- 飲酒者のうち，男性では60%，女性では20%が習慣的に飲酒している．
- 問題飲酒は男性の8%，女性では0.5%にみられる．
- 高齢者の場合，飲酒問題の発見が遅れることが多い．
- 高齢アルコール依存症者は若年発症，高齢発症に分けられる．

**Key Words**　高齢者，飲酒状況，問題飲酒，発症年齢，臨床特徴

## はじめに

経済発展などによって日本人の生活が変化したと指摘されて久しいが，そのような変化の一つに高齢者の飲酒がある．以前は，高齢者はあまり飲酒しないものというのが常識であったが，平均寿命が延びて高齢者の生活様式も変化が著しく，高齢者においても飲酒習慣があるのが常識となっている．

一方，臨床の場では高齢のアルコール依存症者が増加しているという指摘がある．高齢者のアルコール問題についてわが国では報告も少なく，多くの課題が残されているのが現状だが，高齢者における飲酒状況や問題飲酒の割合などに関する調査結果を総括し，高齢のアルコール依存症者の特徴や治療について紹介する．

## □ 一般高齢者の飲酒状況

一般に高齢者では生活状況が若い世代と異なっていることや加齢に伴って飲酒パターンが変化することなどから高齢者の飲酒について一般人口における調査結果をそのままあてはめることは困難である．そこで，対象を高齢者に絞った飲酒実態調査が行われている．その一つを紹介する．

この調査は，横須賀市に在住する65歳以上の高齢者10445人を対象とした調査である[1]．調査の方法は現在の飲酒頻度・量に関する項目の他によく飲む酒の種類，以前との飲酒量の変化，婚姻状況，収入源，既往歴・治療中の疾病などに関する質問を含む質問票に自記式で回答するものである．同時に久里浜式アルコール症スクリーニングテスト（KAST）を施行している．

調査の集計結果を以下にまとめる．対象者の生活状況は，男性は配偶者と同居している者が多いが，女性では死別している者が多い．飲酒者（調査前1年間に飲酒した者）の割合は，男性で73%，女性で32%であった．さらに習慣飲酒者（週に3回以上の割合で飲酒する者）の割合は男性で飲酒者の63%，女性で19%であった．一方，さまざまな年代を対象とした一般人口での調査[2]では男性の飲酒者は91%，女性では61%であり，習慣飲酒者は男性で約60%，女性で約20%である．このように高齢者では飲酒者割合はやや少ない．一般的に加齢に伴って非飲酒者の割合が増加すると言われており，この調査結果もそれを支持するものである．飲酒者における習慣飲酒者割合は男女とも同程度である．性差についてみると，一般的に飲酒頻度における性差は年代が若いほど差が少なくなる傾向がみられるが，高齢者では性差が大きいのが特徴である．飲酒量の変化については，40歳代・50歳代に比較して男性飲酒者の約2/3は飲酒量が減少したと回答している一方で女性の半数以上は変化がないと回答している．疾病との関連では高血圧の有病率は男女とも非飲酒者に比べて飲酒者に高く，脳卒中やその後遺症の有病率は非飲酒者に高いという結果であった．飲酒時の顔面紅潮などのフラッシング反応については若年者同様にフラッシング反応を有する者では飲酒量が

*国立アルコール症センター久里浜病院　精神科

表1　入院・通院患者におけるアルコール依存症有病率

| 対象者年齢 | 対象者数 | 有病率（%） | 診断基準 | 対象者背景 |
|---|---|---|---|---|
| 入院 | | | | |
| 60歳以上 | 534 | 23 | 臨床医診断 | 精神科初回入院 |
| 60歳以上 | 100 | 44 | DSM-II | 精神科入院 |
| 50〜69歳 | 36 | 50 | 6-point rating scale | 精神科入院 |
| 50歳以上 | 117 | 20 | DSM-III | 内科・外科入院 |
| 外来 | | | | |
| 65歳以上 | 59 | 10 | Veterans Alcohol Screening Test | 救急受診 |
| 65歳以上 | 118 | 12 | DSM-III-R | 精神科救急 |
| 60歳以上 | 311 | 6 | 1日50g以上の飲酒 | クリニック受診 |
| 60歳以上 | 105 | 5 | DSM-III | プライマリー・ケア受診 |

（文献[4]から改変）

抑制されることが示されている．

□ 高齢者における問題飲酒

上述の調査ではKASTを用いて問題飲酒のスクリーニングを行っており，男性の8.2%，女性の0.5%に重篤問題飲酒者を認めている．この割合は若い世代と比較しても少ないものではなく，高齢者にも飲酒問題が存在することを示している[1]．

では，高齢者ではどの程度の割合で問題飲酒が発生するのか．このような疑問に答えるには一定の集団を一定期間追跡する前向き調査が必要となる．そこで，欧米における調査を紹介する[3]．Fillmoreは対象として50歳以上の非問題飲酒者からなる二つの群を5年間にわたって追跡調査した結果，一つの群では7%，もう一つの群では21%に飲酒の問題が発生したと報告している．また，Glynnらは飲酒に問題のない男性を9年後に再調査して，64歳から72歳（69名）では1.5%，55歳から63歳（310名）では5.1%に飲酒問題が新たに発生したと報告している．Schuckitらは，アルコール依存症と診断されていなかった65歳以上の退役軍人113名のうち6%が3年後にアルコール依存症と診断されたと報告している．このような調査結果から男性高齢者の問題飲酒発生は年間0.2〜4%と推定される[3]．

一方，高齢者におけるアルコール依存症の有病率について，表1に調査結果をまとめて示す[4]．表からもわかるように高齢者のアルコール依存症有病率は入院患者において高率であり，入院患者で20〜50%であるのに対して，通院患者では3〜12%と報告される．有病率は調査対象や診断基準によってばらつきが多いことは当然であるが，高齢者においてもある一定の割合でアルコール依存症が存在することは明白であり，将来の高齢者数の増加を考慮するとアルコール問題が深刻化することは容易に想像できる．

このように疫学調査で得られるアルコール依存症者の割合は非常に高いにもかかわらず実際にアルコール問題を主訴に専門医療機関を訪れる数とは比例しないということは，何も高齢者に限ったことではない．しかし，就労している年代であれば職場や産業医など家族以外の人からアルコール問題を指摘される機会があるが，高齢で退職している者では本人が自覚するか，家族が指摘するか，または身体症状を主訴に受診した医療機関から指摘される以外にアルコール問題が取り上げられる機会がない．しかし，高齢者の場合，慢性疾患による症状と飲酒による症状との鑑別が難しかったり，本人の否認が強かったりするなどのために若年者に比べて，より一層患者の飲酒問題が気付かれにくいという問題があり，アルコール医療につながるチャンスが少ないと言える．また，高齢者の場合，本人はもちろん，家族も本人の飲酒問題にあまり興味をもたない，または隠蔽してしまうという傾向が指摘されている．このようなことを反映するためか，身体的にも認知機能障害の面においてもかなり進行してから病院を訪れる症例が多いことを感じる．また，飲酒の生活・健康に及ぼす影響に関しても若い世代とは異なり，飲酒時の失禁や転倒，物忘れなど高齢者独特のものがある．

表2　高齢発症の頻度

| 対象者 | 男性（%） | カットオフ年齢 | 高齢発症者数（%） | 診断基準 |
|---|---|---|---|---|
| 精神科病棟（534名） | — | 60歳 | 86（70） | 臨床診断 |
| 内科病棟（113名） | 100 | 40歳 | 11（55） | アルコール関連問題 |
| 地域高齢住民（445名） | 100 | 65歳 | 5（71） | アルコール関連問題 |
| 高齢アルコール依存症者（216名） | 70 | 60歳 | 89（41） | DSM-III |
| 入院患者（1884名） | 68 | 50歳 | 229（33） | Drinking problem index |
| 外来治療プログラム（36名） | 92 | 60歳 | 4（11） | DSM-III |
| 飲酒運転違反者（785名） | 90 | 55歳 | 130（41） | 飲酒運転違反逮捕者 |

（文献[3]から改変）

表3　高齢発症と若年発症の相違点

| 相違点 | 若年発症 | 高齢発症 |
|---|---|---|
| 臨床的事項 | | |
| 　発症要因 | 家族歴を有する者が多く，遺伝因子の関与がより大きい | 環境因子や老化によるアルコール耐性の低下などの生物学的要因が関与 |
| 　性差 | 女性の割合が少ない（1/4） | 女性の割合が多い（1/3） |
| 　飲酒量・頻度 | 多い | 少ない |
| 　身体合併症 | 振戦せん妄，糖尿病，肝硬変の合併率が高い | 低い |
| 　飲酒促進因子 | — | 死別，退職といったライフイベントが契機 |
| 　性格因子 | 不安，抑うつ傾向が強い | 心理的に安定 |
| 　その他 | 犯罪歴，経済問題多い | — |
| 治療反応性 | | |
| 　プログラム達成率 | 低い | 高い |
| 　1年断酒予後 | 23.7% | 40.5% |
| 　その他 | — | 飲酒量が少ない，アルコール問題数が少ない，周囲の人達からの支援が多い者で予後良好 |

□ 高齢アルコール依存症者の類型

　高齢のアルコール依存症はサブグループに分けられることが従来提唱されてきた．その基準は発症年齢で分類するというのが一般的である．すなわち，1）高齢になった若年発症のアルコール依存症，2）若年発症であるが高齢になって顕在化したもの，3）高齢発症の三つに分類するものである．高齢のアルコール依存症者における高齢発症者の割合について今までに報告されたものをまとめると，表2のようになる[3]．11%から71%とかなり幅が広いが，この理由として，表からもわかるように，1）発症年齢に関して統一した見解がなく，調査によって異なる，2）どのような症状をもって発症とするかも調査によってまちまちという二つの大きな問題がある．アルコール関連問題には社会的問題，職業上の問題，アルコール関連身体疾患の発病，飲酒運転による警察沙汰など内容はさまざまである．

□ 高齢アルコール依存症者の類型別特徴

　若年発症と高齢発症の相違点についてまとめると表3のようになる．高齢発症では女性の割合が高いとされる．婚姻状況，雇用，生活状況，教育歴に関しては差がないと報告されている．両者の相違点として，若年発症では飲酒量・頻度が多く，転倒，振戦せん妄，糖尿病，肝硬変の合併率が高い．このように若年発症では，アルコールに関連した問題がより重篤であるとする報告が多い．飲酒促進因子に関しては，高齢発症で死別や退職といった要因が発症を促進することが多いとする報告があり，高齢発症者はよりストレスの高い生活

をしていることが示されている．心理テストの結果では高齢発症者でより心理的に安定しているとする報告があり，逆に若年発症者では不安傾向がより高いとする報告がある．社会的な面で若年発症の方がよりさまざまな問題（法的問題，雇用，経済的問題など）を抱えているということは各調査に共通した結果のようである．成因については，若年発症で家族歴を有する率が高いとする報告があり，高齢発症より強い遺伝因子の関与が示唆される．予後については，高齢発症者でプログラム達成率が高いという報告や若年者と比べて1年断酒率が高いとする報告がある．

### □ 高齢アルコール依存症者の治療プログラム

上述のような高齢アルコール依存症者の特性を踏まえてどのような治療プログラムが適するかということについて簡単に触れたい．高齢のアルコール依存症者の治療プログラムについては，意見が分かれている．すなわち，高齢のアルコール依存症者と若い世代のアルコール依存症者の違いはいくつかあるものの，高齢のアルコール依存症者も不均質なグループであるため，高齢者に特別な治療プログラムの必要性はないとする意見がある一方で，高齢者独自の生活状況や心理などを考慮して高齢者独自のプログラムの必要性・有効性を強調する意見もある．高齢者独自の治療プログラムについては，従来の治療で行われてきたようなアルコール問題に直面させる方法よりも高齢者の背景にある孤独や抑うつを重視してより個別的，支持的で，高齢者に起こる喪失やネガティブな感情に対処することをサポートし，支持的環境や社会的ネットワークを新たに形成させるような方法を重視するという意見がある．

### おわりに

高齢者におけるアルコール問題を総括し，高齢のアルコール依存症者の臨床特徴や治療プログラムについて紹介した．高齢者のアルコール問題はまだ社会の関心も低く，それは医療者においても同様である．だが，今後の高齢者数の増加を考慮すると公衆衛生的にも決して無視することのできない一群であることは明らかである．わが国における高齢アルコール依存症の研究は緒に就いたばかりであり，現在入手できるデータはほとんどが欧米での調査・研究であるが，文化も生活習慣も異なる欧米での調査をそのまま日本にあてはめることはできないのは当然である．このような問題に対する関心が高まり，今後の研究が進展することが期待される．

### 文 献

1) 樋口 進，荒井啓行，加藤元一郎，松岡緑：平成7年 高齢者の飲酒および飲酒関連問題の実態把握に関する調査研究報告書．社団法人 アルコール健康医学協会

2) 樋口 進，河野裕明：日本人の飲酒行動・飲酒観―日米共同疫学研究結果をふりかえって―（樋口進編）．アルコール臨床研究のフロントライン．厚健出版，1996

3) Liberto JG, Oslin DW：Early versus late onset of alcoholism in the elderly. The International Journal of the Addictions 30：1799-1818, 1995

4) Liberto JG, Oslin DW, Ruskin PE：Alcoholism in older persons：a review of the literature. Hospital and community psychiatry 43：975-984, 1992

■ アルコール医療入門

# アルコール関連疾患の治療

白川　教人[*]　澤山　透[*]
しらかわ　のりひと　さわやま　とおる

● アルコール関連疾患治療の根本はアルコール依存症の治療導入と回復にある．
● アルコール関連疾患治療はアルコール依存症の否認の打破にある．
● アルコール関連疾患治療はアルコール依存症専門治療施設との連携で行う．
● アルコール依存症治療はARPなどで否認を取り省き，否認を再発させないことが大切．
● アルコール関連疾患治療の成功は断酒継続のうえに成り立つ．

**Key Words**　アルコール関連問題，アルコール依存症，ARP，否認の打破，認知行動療法，断酒継続

## はじめに

アルコール関連疾患（以下，関連疾患と略）の治療は，各科で個々の疾患を治療をしているだけでは再発を繰り返すことが多くなってしまう．結果として，医療費だけがかさみ[1]，何の問題解決にもなってないという事態が生じる．したがって，関連疾患の治療は根本にあるアルコール依存症（以下，依存症と略）の治療がなされなければ回復に向けての治療的意味を持たないことになってしまうのである．本項では関連疾患別の治療は各項に譲り依存症の治療を中心に述べる．

## □ アルコール依存症は否認の病

依存症患者は，自らが抱えている依存症に気付き，病気であることを受け入れ，治療を受けて断酒を継続して初めて回復に向かう．しかし，この治療導入には困難を生じることも多い．依存症は『否認の病』ともいわれ，患者自らが陥っている疾患だと，なかなか気付かず，認めないところに治療導入に際しての難しさがある．そしてまた断酒がある程度継続された際にも「依存症ではなかったのではなかろうか．もう普通に飲めるのではなかろうか」と再び否認が起こり，飲酒し依存状態が再燃してしまう場合もある．つまり，関連疾患の治療の大原則はこの依存症の否認を打破し，否認の再発を予防することになるが，否認が強く飲酒問題に巻き込まれた家族の介在のみでは治療導入されにくい事例も多い．しかし，幸いにも依存症患者は専門治療導入に至っていないまでも，関連疾患で入院治療を受けていることも多い[2]．この入院によってアルコールが切れ，素面（しらふ）の状態になった時こそ依存症の専門治療導入への好機と言える．この時期は依存症者は問題飲酒の末，入院に至ったことを理解しやすく，医療者の指示にも従いやすい．治療にあたっている主治医の熱意ある専門治療導入が効を奏することも多い．飲酒問題に混乱している家族に代って医療者が治療導入のキーパーソンとなり指導することも根本疾患の治療においては大切なことである．

## □ 専門治療導入の見極め

関連疾患の治療に現場では，患者の「少しだけは飲みたい」というに要求に応じて，「1～2杯程度ならよかろう」と結果的に節酒指導の形になっている場面が見受けられる．このことは『依存症は飲酒抑制の障害』という病態を考えるともっとも困難な指示を与えていることになる．抑制障害のために1杯では止められず関連疾患を持つに至っているのであるから……．飲酒量をコントロールできない患者に飲酒のコントロールを要求していることになる．まず，治療にあたっている主治医が強く断酒指導をしてみる必要性がある．依存の程度が軽い患者はこの段階で断酒生活に入る者もいるし，完全断酒期間が長く挿入されればそれだけ依存症の進行を遅らせることもできる．この指導でもうまくいかない場合には迷うことなく専門治療への導入を選択すべきであろう．

---

[*] 国立アルコール症センター久里浜病院　アルコール科

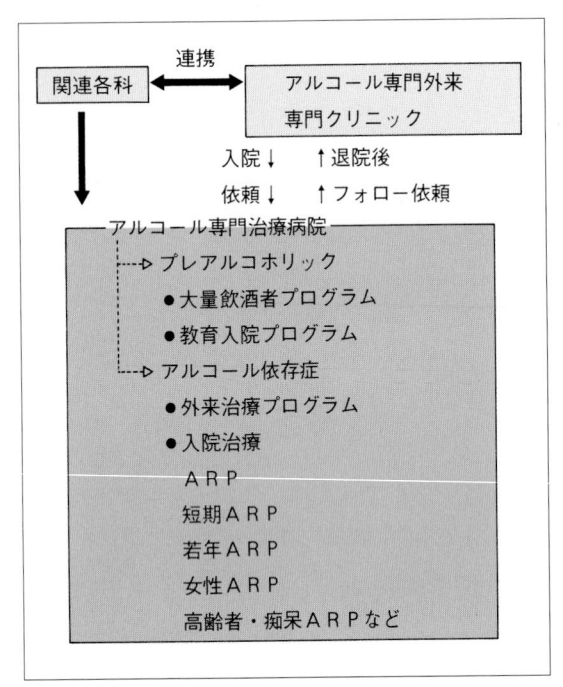

図1　アルコール関連疾患の連携治療システム

## □ 専門治療外来との連携治療

　専門治療への導入時，初めから入院治療を想定すると抵抗を示すが，外来通院ならば治療をスムーズに受け入れる患者も多い．幸い近年首都圏では依存症関連の疾患を専門に治療対象とするクリニックも増えている[3]．また，大学病院などの総合病院でもアルコール専門外来を開設しているところもあり，これらとの連携も治療のシステム（図1）として重要である．これまでの関連疾患治療は各科で継続し，依存症の治療は専門外来に任せるというスタイルである．専門外来は独自の治療プログラムもあり担当スタッフもその治療に長けており，その受診を機に断酒生活に入る患者も多い．この所在地を把握するためには，最寄りの保健福祉事務所あるいは各県の精神保健福祉センターの酒害相談窓口に連絡するのがよい．

## □ 専門病院の治療システム

　専門外来での治療困難例やアルコール性てんかんや振戦せん妄などの激しい退薬徴候を示す依存症者は専門病院への入院治療を考えるべきである．専門治療病院では性別，状態別，年齢層別などにユニットを分け治療プログラムを用意していることが多い．1例として国立久里浜病院における治療体系を説明しておく．これまでは，久里浜方式と呼ばれた生活療法を約3ヵ月間行う中・壮年対象のアルコール依存症リハビリテーションプログラム ARP；alcoholism rehabilitation program を軸に，対象を高齢者・アルコール痴呆，短期治療，女性，若年（30歳以下の発症）などのプログラムを用意している．また外来治療可能な者は外来治療プログラム，短期で回復可能な者は1ヵ月の短期治療プログラム，さらにはプレアルコホリックに対しては外来の大量飲酒者のプログラム，あるいは1週間の短期入院などの多彩な治療プログラムを用意し治療効果を上げてきた[4]．また平成11年より再入院者に対する解毒プログラム，平成12年よりは，認知行動療法を軸とした新久里浜方式の治療も開始されている．これらの治療の細分化の利点は，属性が均質化されることにより，集団意識を強め治療効果を上げるあるいは治療からの脱落を予防することにある．慢性進行性の病である依存症の治療は年余の長期間を要することも多く，よい治療関係を継続して治療の中断を防ぐことも重要である．

## □ アルコール依存症の治療の実際

### 1．離脱症状の治療

　離脱症状から逃れるために飲酒を繰り返し依存状態から脱却できない例も多く，この離脱症状の軽減が治療導入にあたっての鍵となる．ジアゼパム（6 mg 分3程度）などの抗不安薬の服用により軽減されるが，状態に応じて増量したり筋注を用いるのもよい．また離脱症状としての不眠に苦しむことも多く，フルニトラゼパム（2 mg 程度）などの睡眠薬の服用も必要である．

　さらに長期飲酒や拒食によりビタミン欠乏に陥っていることも多くビタミン類の補充も大切である．

### 2．断酒継続の治療

　依存症治療にはよく三つの柱があるといわれる．第一は病識を維持し断酒を継続するための精神療法を受けること，第二には抗酒剤の服用，これによってアルコール代謝を抑制しアルコールを受け付けない体質に変化させアルコールとの関係を断ち切っていくためのものである．第三に自助グループへの参加があげられる．飲まない仲間同志のミーティングを通して依存症の理解を深め，否認を再発させないためにも重要な治療の軸となる．しかしそれにも増して，アルコール依存症の疾患理解は治療の前提として大切なことである．そしてま

表1 アルコール依存症治療の五つのポイント

1. アルコール依存症の疾患理解と否認の打破
2. 断酒継続のための精神療法
3. 抗酒剤の服用
4. 自助グループ（AA，断酒会）の継続参加
5. 飲酒しないための環境調整（断酒宣言など）

表2 久里浜式認知行動療法ステージミーティング

1. 依存症の認知行動療法についての理解
2. 今回入院の原因となった飲酒問題の整理
3. 問題があっても飲酒を続けた理由の検討
4. 自らの飲酒に対する考えの妥当性の検討
5. アルコールが与える影響の検討
6. 断酒継続のための具体的で実現可能な方法1の検討
7. 断酒継続のための具体的で実現可能な方法2の検討
8. ステージ1～7をまとめ「退院論文」発表

た医療とは異なった次元ではあるが，断酒を継続する初期には日常生活における飲酒しないための環境調整も大切なことになる．それには酒席に出席しないこともももちろん，勧められないための断酒宣言などの指導も重要になる．表1にポイントをまとめる．

□ 否認の打破の治療

これまで依存症の治療には否認の打破が不可欠であることは述べてきたがその手法をあげる．集団での講義方式による酒害教育，家族を治療に協力させ否認を打破するインターベンション療法，医療者が個別に時間をかけて内観を行い否認を打破する内観療法，認知行動療法による否認の打破などがあげられる．これは国立久里浜病院において澤山らによって2000年より新久里浜方式として導入されている[5]．ベックの認知行動療法理論を基に病棟全体の大集団で行う大集団ミーティングと，4～6人で構成される小集団ミーティングの二つの治療的手法を軸として，自らが抱えている飲酒問題を認識し，飲酒行動に至る認知を修正し，断酒継続という行動変容を目的としていく療法である．表2に小集団のステージミーティングの段階別の課題をあげる．この流れに沿って入院治療を進めていくことにより依存症からの回復の方向性が見い出されていくのである．

おわりに

関連問題の治療の根本治療である依存症の治療の外観を述べたが，専門病院での治療成績の比較的よいプログラムでも退院後1年目の断酒率は6割という現状である[6]．さらに回復率のよい治療法の開発と普及が専門医の責務と考える．

文 献

1) 高野健人，中村桂子：アルコール関連問題の社会的費用．我が国のアルコール関連問題の現況 アルコール白書 厚生省保健医務局精神保健課監修．179-191, 1993

2) 角田 透：潜在するアルコール関連問題者数の推定について．我が国のアルコール関連問題の現況 アルコール白書 厚生省保健医務局精神保健課監修．42-53, 1993

3) 世良守行，米沢 弘：アルコール依存症はクリニックで回復する．東峰書房，1999

4) 白倉克之，白川教人：久里浜病院におけるアルコール症治療システム．国立療養所久里浜病院，平成11年第2回アルコール依存症臨床医等研修会テキスト[医師アドバンスコース]．13-17, 1999

5) 澤山 透：認知行動療法．平成12年第1回アルコール依存症臨床医等研修会テキスト[医師コース]．国立療養所久里浜病院，145-161, 2000

6) 白川教人：短期治療プログラム．平成12年第1回アルコール依存症臨床医等研修会テキスト[医師コース]．国立療養所久里浜病院，134-145, 2000

■ アルコール医療入門

# アルコール関連疾患の予防

樋口　進*　久冨　暢子*
ひぐち　すすむ　ひさとみ　のぶこ

- アルコール関連疾患の予防モデルとして，アルコール依存症に焦点をあてて論述した．
- アルコール関連疾患の1次から3次までの予防レベルでは，2次予防がもっとも遅れているので，この点を中心に述べた．
- 問題の早期発見は注意深いコンサルテーションで可能となる．その際，正確な背景情報の収集，飲酒歴の確認，離脱症状や身体合併症の評価などが重要である．
- 治療導入は問題の同定から連続している．この際，患者の示す飲酒問題の否認に対する対処が重要である．このための面接といわゆるインターベンションの方法について紹介した．
- 治療導入に際しては，「言葉より行動」を旗印に，患者のレベルに即した（専門）治療施設を実際に受診させることが重要である．

**Key Words**　アルコール依存症，プレアルコホリック，早期発見・早期治療導入，コンサルテーション，インターベンション

## はじめに

予防は通常三つのレベルに区別される．アルコール関連問題も，この区分けで考えるとわかりやすい．1次予防は，問題の発生予防であり，啓発活動がこれにあたる．2次予防は，問題の早期発見・早期治療導入，3次は，患者の治療・社会復帰の援助である．アルコール関連問題に関する限り，人々がもっとも注目しているが，そのノウハウの構築や実践そのものがもっとも遅れているのは2次予防である．本項では，紙面の関係ですべての予防レベルに言及するのは難しいので，内容をこの2次予防に限定することにした．また，本項ではアルコール依存症を予防の対象とすべき疾患と想定している．その理由は，この疾患がアルコール関連疾患の中心に位置しており，その予防のノウハウはすべてのアルコール関連疾患に演繹できるからである．

早期発見・早期治療導入は通常1セットになって進行する．患者は自己の問題に対する否認が強い．ここでいう否認とは広義の否認を指し，意識はしているがそれを故意に隠す場合と，問題を認識していない場合とが含まれる．患者を発見・同定していく過程は，彼のアルコールに関わる問題を一つ一つ明確化していく作業であり，これがまさに治療に導入していく原動力となる．とはいっても，これらの作業は簡単ではない．以下に，現在実際に行われている早期発見・早期治療導入の方法を述べる．

## □ 早期発見

### 1．コンサルテーション

通常一対一の面接または診察の形をとる．これは必ずしも医師が行う必要はない．しかし，医師であれば身体合併症や離脱症状の評価が可能であり，より的確に飲酒問題を同定できる．このプロセスでは以下の4点が特に重要なので，必ず確認しておく必要がある．

(1) 背景情報の収集

本人のアルコール関連問題を取り巻く正確な情報を得ておくことは，問題の程度を評価するうえで重要である．これらの中には，仕事上の問題，家庭内のトラブル，社会的問題などが含まれる．仕事上の問題では，（特に休日の翌日に起こる）頻回の遅刻や無断欠勤，仕事中の酒臭，仕事上のミス・能率の低下などが問題となる．家庭では，夫婦の不和，別居・離婚が表に出てくることもある．また，子どもの非行，不登校，神経性食欲不振症

---

\* 国立アルコール症センター久里浜病院　アルコール関連問題予防センター

表1　アルコール離脱症状の初期徴候

1．頻回の嘔気，嘔吐，下痢
2．頻脈，動悸
3．手がスムースに動かない，手指振戦
4．入眠困難，中途覚醒，悪夢
5．発汗（特に飲酒量が少なかった日の寝汗）
6．情緒不安定，イライラ感

などの問題行動が，父親の飲酒問題のサインとなることもある．

　(2) 飲酒歴

　一般に依存が進行していくと，飲酒行動に変化を生じる．依存の進行とともに，アルコールに対する耐性が上昇するために，まず飲酒量は急激に増加していく．依存がさらに進み，身体合併症が明確になり，耐性は逆に落ちてくることが多い．この頃には，患者や家族は少量の飲酒で泥酔すると訴える．また，依存の進行とともに，飲むピッチが速くなる．アルコールばかり飲む，1人で飲む，泥酔するまで飲む，などと飲み方が変化していく．さらに，朝や仕事中の酒臭が頻繁に起きるようになると，依存はかなり進行している．アルコール依存症の典型的な飲酒パターンは，連続飲酒と呼ばれるものである．これは，二日酔いの迎え酒を数時間おきに延々と繰り返すような飲み方である．

　(3) 離脱症状

　離脱症状は，実際の身体症状として出てくること，アルコール依存症の直接的な証拠であることなどの理由で重要である．なかでも初期兆候は早期発見をするうえで特に重要視しなければならない．表1に初期徴候を掲げてある．1．の消化器症状は，大量に飲酒すれば誰でも起こり得る症状なので紛らわしい．2．の循環器症状を訴える人は比較的少ないと思われる．3．〜5．の症状は重要であり，最低これらの症状の有無は確認しなければならない．手の振戦は，初期には単なる震えというよりも，手がスムースに動かない，あるいは，文字が思うように書けないと訴えることが多い．不眠は，入眠困難だけでなく，頻回の中途覚醒，さらには悪夢を訴えることがある．発汗は，寝汗という形で出現することが多く，必ず確認する必要がある．離脱時には，イライラしている，落ち着きがないなどの心理行動面の異常が出てくるが，もともとの性格上の問題もあり，必ずしも症状として捉えられないこともある．

　(4) 身体合併症

　身体合併症は，肝臓障害，膵臓障害，上部消化管の障害，中枢および末梢神経障害など多岐にわたる．本項でこれらをカバーするのは困難であり，他の成書を参考にしていただきたい．ただし，アルコール関連問題の早期発見・早期治療導入という観点から重要な2点を指摘しておきたい．まずアルコールは，高血圧症，高脂質血症，高尿酸血症，高血糖などに深く関係している．すなわち，アルコールは単に肝臓障害を引き起こすだけでなく，広く成人病一般の重要な原因になっているという事実である．また，身体合併症は目で見え，数値化できる障害であり，患者はこの存在を否定できない．身体合併症は，早期治療導入における諸刃の剣である．一方で，患者のアルコール依存の隠れ蓑にもなる．しかし，使い方によっては，彼らの強烈な否認を打ち崩すとっておきの道具にもなり得る．使い方は治療者の技術・姿勢にかかっている．

## 2．補助検査

　(1) スクリーニングテスト

　問題飲酒者の同定によく使われる自記式のスクリーニングテストには，久里浜式アルコール症スクリーニングテスト (KAST)，CAGEテスト，Alcohol Use Disorders Identification Test (AUDIT) などがある．CAGE, AUDIT は，それぞれ邦訳されている．これらのテストは内容やスクリーニングする対象が異なるので，目的に合わせて使い分けることができる．KAST, CAGE はアルコール依存症のスクリーニングに使われている．前者はわが国でもっともよく使われている標準的なテストである．後者は，質問項目が4個と少ないので，一般健診の問診票にも使い得る．AUDIT は，カットオフ値を変えることで，スクリーニングする対象の飲酒問題のレベルを調節できる．質問項目も前二者に比べると，一般人により受け入れられやすい分，使いやすいかもしれない．なお，これらのテストの詳細については，他の論文を参照していただきたい[1,2]．

　(2) 生化学的指標

　大量飲酒，アルコール依存症をそれ単独で，しかも高い確率で診断し得る生化学的マーカーは，

表2 面接による治療導入場面での注意点

1. 本人に対する正確な情報を事前に得ておく．
2. 種々の状況から本人がもっとも認めそうな問題を，最低二つ用意する．
3. 本人の言い分をよく聞く．
4. 本人を/本人の問題を中心に据えて話を進める．
5. 本人(の健康など)が心配であることを前面に出す．
6. 本人の長所を前面に出すことも必要．
7. 必要ならスクリーニングテストや他の小道具を使う．
8. 酔っているときにはしない（離脱症状で苦しい時がチャンスの場合もある）．
9. 面接の間，治療者は本人との距離を常に意識していることが必要．
10. 患者の示すさまざまな反応の多くは否認の現れと捉え，これに冷静に対処する．

表3 プレアルコホリックの診断基準と治療目標

| 診断基準 | 以下の三つの基準をすべて満たす |
|---|---|
| | 1. 何らかのアルコール関連問題を有する |
| | 2. 明らかな連続飲酒の経験がない |
| | 3. 明らかな離脱症状を経験したことがない |
| 治療目標 | 初めの6ヵ月間は完全断酒 |

現在までのところ発見されていない．しかし，不完全ながら大量飲酒などをある一定の敏感度と特異度で検出し得るマーカーについては多くの報告がある．その中で敏感度，特異度，検査の簡便性などを考慮すると，γ-GTPが大量飲酒のもっとも優れたマーカーである．その他のマーカーとして，血液中エタノール濃度，SGOT (serum glutamic oxaloacetic transaminase)，MCV (mean corpuscular volume)，CDT (carbohydrate-deficient transferrin) なども報告されているが，敏感度や特異度などでγ-GTPに比べると落ちる．また，これらの生化学的マーカーの組み合わせも検討されている．しかし，敏感度を上げたぶん特異度が下がったり，手技が難しく日常の診療には使用できないなどの問題点がある．

## □ 早期治療導入

前述の通り，治療導入はアルコール関連問題の同定過程ですでに始まっている．肝心な点は，患者の示す飲酒問題に関する否認を打ち崩し，治療の必要性を認めさせることである．先に述べた問題同定のための面接が，そのまま治療導入のための面接に連続することも多い．この方法で治療導入が達成できる場合もあるが，否認が強固な場合には後述するインターベンションが効果的なことがある．

### 1. 治療導入面接（コンサルテーション）

表2に一対一の面接で否認の処理と治療導入を行う場合の注意点を列挙した．情報収集についてはすでに述べた（表の項目1）．本人に飲酒問題を直面化させる時に，問題が複数あった方がより説得力が大きい．項目2はこの点を配慮したものである．また，一つの問題を否認された時の保険の意味もある．否認のパターンには，他の人と問題を比較し自分がより軽いと主張する，あるいは問題を一般化し，自分程度の問題は世の中にいくらでもあるという形をとる場合がある．このような場合には，「私はほかの人ではなく，あなたの健康が心配である」などと，本人に焦点をあてることが重要である（項目4）．項目5，6はイライラして挑戦的な態度を否認のパターンとしてとる患者に有効なことが多い．項目7，8に関しては特に疑問をはさむ余地はないと思われる．患者が示すさまざまな反応の多くは否認の一形態である．したがって，これに対して治療者は冷静に対処することが必要であり，患者の反応に巻き込まれないようにする（項目9，10）．

### 2. 治療導入に際して重要な点

(1) 問題の程度の評価

われわれは，何らかのアルコール関連問題を有しながらも，アルコール依存症までには至っていない症例をプレアルコホリックと呼び治療している[3]．プレアルコホリックの診断基準と治療目標を表3に示す．プレアルコホリックは，治療目標，治療方法，治療成績などがアルコール依存症と異なる．プレアルコホリックは，必ずしもアルコール依存症の専門施設での治療は必要ない．一般外来でも，会社の健康管理室でもケア可能である．しかし，ひとたびアルコール依存症のレベルに達した者は，専門治療施設へ導入されるべきである．

(2) 治療の場をあらかじめ決めておく

コンサルテーションのプロセスで本人が治療を受ける気になったらすぐに行動を起こせるように，治療場所を前もって決めておくのがよい．時間が経つと気持ちが変わってしまうことが多い．

(3) 言葉より治療のための行動

患者の中には，「今度はやめるから見ていてくれ」などと言う人が多い．そのような守れない約束は

表4　インターベンションの概要

1. インターベンションとは何か
   アルコール依存症者が持っている飲酒問題はないという否認を取り除くために，医療スタッフや家族などが飲酒問題を患者に述べ，気付かせる治療的技法のことである．
2. 従来のやり方
   患者を治療に連れて来るのにとられる間違った方法
   ・だます，力づく，頼み込む，妥協する，放っておく（諦める）
3. インターベンションの目的
   患者に飲酒問題の存在を認めさせ，
   ・（専門）病院の受診拒否⇒受診を受け入れる．
   ・断酒指導を拒否⇒断酒の必要性を受け入れる．
   ・断酒の気持ちが固まらない⇒断酒を決断．
4. インターベンションの原則
   ・患者に愛のメッセージを伝える．
   ・患者に正確で，具体的な飲酒問題の現実を知らせる．
   ・患者が飲酒問題を受け入れたら，彼に実行可能な具体的な行動を提示する．
5. インターベンションの意義
   ・本人の飲酒問題に関する否認のレベルが下がり，治療が開始される．
   ・家族や周囲のアルコール依存症に関する理解が深まる．
   ・家族や周囲のEnabling，共依存が改善する．
   ・家族や周囲がよい意味で結束できる．
   ・（介入が失敗に終わっても）本人の選択を周囲が確認できる．（介入が失敗に終わっても）できるだけのことをやってみたという周囲の気持ちが生まれ，次の決断が容易になる．

すでに何回となくしてきているのが常である．言葉より，専門施設を受診するという行動が大切であることを理解させる．

（4）無理強いはしない

否認をある程度崩さないうちに，無理に治療に導入しても失敗することが多い．本人の否認が強固な場合は，再度チャレンジする，あるいはインターベンションを行う，など別に治療導入の機会を作る．

### 3．インターベンション

ここで言うインターベンションとは，単に介入を意味するのではなく，ある特殊な治療技法を指す．これは，1）本人の否認が強固な場合，2）問題の存在は認めても治療に行かない場合，3）飲酒に関する治療目標がなかなか達成できない場合などに行う．コンサルテーションは患者に対する個の対応であるが，インターベンションは集団で対応する．通常，本人の飲酒（問題）に直接関わっている人々が集まり，問題の現実を本人に直面化させる．ただし，本人を非難するのではない．

問題の現実を淡々と伝えるのと同時に，立ち直ってもらいたいというメッセージを送るのである．インターベンションの概要を表4にまとめた．また，インターベンションの詳しい技法などについては，他の成書を参考にしていただきたい[4]．

### 文　献

1) 樋口　進：産業精神保健活動の実際—(1) 早期発見と診断，治療，予防：アルコール依存．産業精神保健ハンドブック（日本産業精神保健学会，編）．中山書店，pp 835-848，1998

2) 廣　尚典，島　悟：問題飲酒指標AUDIT日本語版の有用性に関する検討．日本アルコール・薬物医学会雑誌 31：437-450，1996

3) 久冨暢子，水谷由美子，長島八寿子，樋口　進：プレアルコホリック教育プログラムとその教育効果．精神医学 39：415-422，1997

4) 猪野亜朗：アルコール性臓器障害と依存症の治療マニュアル．星和書店，1996

■ アルコール医療入門―トピックス

# アルコール依存症の遺伝研究

松下　幸生*　樋口　進**
まつした　さちお　ひぐち　すすむ

- 双生児・養子研究よりアルコール依存症に遺伝因子が関与することが示唆されている．
- アルコール依存症は疾患異質性が高い．
- ADH2*1対立遺伝子は，アルコール依存症に有意に相関する．
- ALDH2*2対立遺伝子は，アルコール依存症の発症予防因子である．

**Key Words**　アルコール依存症，アルコール代謝酵素，遺伝因子，相関研究，連鎖解析

## はじめに

アルコール依存症の成因に遺伝因子が関与することは事実と考えられるが，いまだにアルコール依存症の成因や脆弱性に関与する遺伝子の単離には至っていない．その理由としてアルコール依存症の遺伝形式が単純ではないことや，疾患の異質性が高いことなどがあげられる．

アルコール依存症の遺伝形式は，影響力の小さな多数の遺伝子が関与するという説が有力である．しかし，アルコール依存症の発症には遺伝因子に加えて環境因子も密接に関係する．このように疾患の成因が複雑でさまざまな因子が関与するので，アルコール依存症は疾患異質性が高いという特徴がある．

このような疾患はアルコール依存症に限ったものではなく，糖尿病など多くの疾患に共通するが，これらの成因に関与する遺伝子同定の方法としては，大きく分けて二つの方法がある．一つは，アルコール依存症者が集積する家系を調査する連鎖解析であり，もう一つはアルコール依存症者と飲酒に問題のない正常コントロールとを集団として比較する相関研究である．さらに，このような方法を実施するにあたって，より均質なアルコール依存症のグループを得る試みもなされている．本項では今までに得られたアルコール依存症の遺伝に関する知見について概説する．

## □ アルコール依存症の遺伝性

双生児研究は，一卵性双生児が同一の遺伝子を有し，二卵性双生児では約50％の遺伝子を共有するという前提で両者を比較することによって遺伝因子の関与を証明しようとするものである．もし，ある疾患に遺伝因子が関与するならば，一卵性双生児の両者とも罹患する率（一致率）は二卵性双生児の一致率より高いことが予想される．多数のアルコール乱用・依存症の双生児研究結果をみると，女性では差がないとする報告もあるが，おおむね一卵性の一致率が高いとする報告が多い．

一方，双生児研究では環境因子が除外できないという欠点があり，それを補う目的で行われるのが養子研究である．これは，生物学的な親の少なくとも片方がアルコール問題を持つ家庭に生まれて生後間もなく養子に出された子どもと，アルコール問題のない家庭に生まれて養子に出された子どものアルコール問題の有病率を比べるものである．このような研究の結果，男性では生物学的な親にアルコール問題のある者の方がアルコール依存症と診断される割合が高率であるとする報告が多いが，女性では結果が分かれている．

このように家族歴，双生児研究，養子研究ではアルコール依存症の遺伝性を支持する結果が多い．

## □ ハイリスク・グループに関する生物学的研究

以上のような調査よりアルコール依存症に遺伝性が関与することが明らかとなったが，具体的にどのような遺伝子が関係するのかがわからなければ，遺伝因子を解明したとは言えない．そのような遺伝因子を明らかにする目的で，アルコール依存症の生物学的マーカーを探る試みがなされてい

\* 国立アルコール症センター久里浜病院　精神科　　\*\* 同　臨床研究部

る．具体的には，アルコール依存症者の家族をハイリスク・グループとして家族歴のない者と比較する方法である．そのような研究の1例として，飲酒後の脳波パターンに関する調査がある[1]．アルコール依存症者の息子とコントロールを飲酒時の脳波を施行して10年間追跡調査したところ，飲酒時にα波の周波数低下が少ない群でアルコール依存症を発症しており，アルコールに対する感受性の低下がアルコール依存症のリスクになるのではないかと提唱されている．このような一群の研究は，その他にもモノアミン酸化酵素活性，アデニル酸シクラーゼ活性，髄液中セロトニン代謝物質（5-HIAA），事象関連電位などに関して行われており，アルコール依存症の生物学的マーカーと考えられる有力な候補が見つかっているが，いずれも確定には至っていない．

□ アルコール依存症の類型研究

上述のようにアルコール依存症は異質性の高い疾患である．類型研究とはアルコール依存症をサブグループに分けることによってより均質な群に分類しようとするものである．その背景として，1960年代に行われた家系調査などから，アルコール依存症，反社会性人格，身体化障害，多動児が家族性に集積することが明らかになった．これらの四つは小児期の多動と関連し，共通の遺伝的脆弱性を有するが，性によって表現型が異なる一群のスペクトラムとして捉えられる．

このような疾患の遺伝的関連を詳細に調査する目的でストックホルム養子研究が行われ，その成果として遺伝的に異なるアルコール依存症の類型モデルが提唱された[2]．表1に示すように，このモデルでは人格傾向に新奇希求性（novelty seeking；NS），危険回避性（harm avoidance；HA），報酬依存性（reward dependence；RD）の3軸を想定している．NSは好奇心に基づいた探索行動と単調さを回避する行動で，ドパミン系を反映するとされる．NSが強いと衝動性が高くなり，弱いと禁欲的な行動となる．HAは，セロトニン系を反映するとされ，HAが強いと抑制的行動となり，弱いと大胆で自信過剰の行動となる．RDはノルエピネフリン系を反映するとされる．RDの強さは野心的で名誉を期待する行動を示し，その逆は冷淡で現実的な行動を意味する．これらをまとめると，アルコール依存症のタイプIは中年発症で男女ど

表1　Cloningerの類型仮説

| 特徴 | タイプI | タイプII |
|---|---|---|
| アルコール問題の発生年齢 | 25歳以上 | 25歳未満 |
| 性別 | 男女とも | 男性のみ |
| 禁酒不能 | 稀 | しばしば |
| 酩酊時暴力・逮捕 | 稀 | しばしば |
| コントロール喪失飲酒 | しばしば | 稀 |
| 依存に対する罪悪感 | しばしば | 稀 |
| 人格傾向 | | |
| 　新奇希求性 | 低 | 高 |
| 　危険回避性 | 高 | 低 |
| 　報酬依存性 | 高 | 低 |

ちらにもみられ，抑制喪失型の飲酒行動（連続飲酒）を示すが，短期間の禁酒は可能という日常臨床でよく遭遇するタイプのアルコール依存症である．人格傾向として，情緒的に依存しやすく，完全主義で内向的な傾向が強く，飲酒により緊張を緩和させることが推測される．反社会的行動は稀で，アルコール問題に対する罪悪感を抱きやすい．一方，タイプIIは若年発症で，男性に限られ，抑制喪失型の飲酒ではないが禁酒が困難であり，反社会的行動を伴う．その人格傾向としては，新奇希求性が高くて衝動性や興奮性が高く，自信過剰で抑制がきかず，社会的に孤立して情緒的に冷淡で現実的という特徴を有する．

遺伝性はタイプIでは環境要因と遺伝素因の交互作用によって規定され，環境限定型（milieu-limited）と称される．タイプIIは，男性に限定され（male-limited），遺伝性が濃厚であり，環境にかかわらず一定の割合でアルコール依存症が発生する．このような類型化の試みは後述する遺伝子研究を行う際により均質なサブグループに分類するためにも重要であるが，欧米での調査をそのまま日本人にあてはめるには注意が必要である．

□ アルコール依存症の相関研究

相関研究とは，候補となる遺伝子の多型頻度をアルコール依存症者と正常コントロールの間で比較することによって，その遺伝子の関与を評価する方法である．今までに，アルコール代謝にかかわる酵素の遺伝子，神経伝達物質受容体遺伝子，神経伝達物質の代謝酵素遺伝子など多数の候補があげられて調査が行われてきたが，現時点で関連が明らかなのはアルコール代謝酵素遺伝子多型のみである．

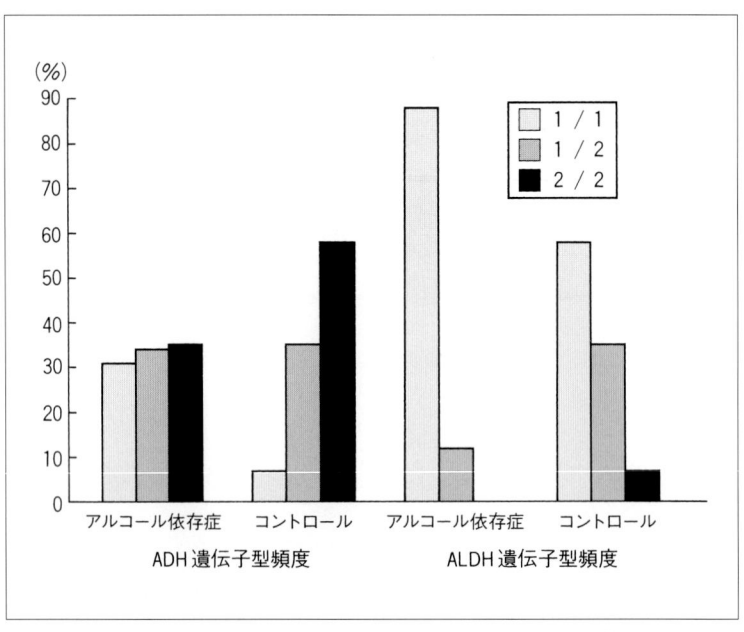

図1 アルコール依存症, コントロールにおけるADH, ALDH遺伝子型頻度

## 1. アルコール代謝酵素遺伝子多型との相関研究

吸収されたアルコールの約80％はアルコール脱水素酵素（ADH）によってアセトアルデヒドに酸化され，さらにアセトアルデヒドはアルデヒド脱水素酵素（ALDH）によって酢酸に酸化されて分解されていく．

ADHは三つのサブユニットがランダムに結合した二量体構造をなすが，サブユニットの一つである$\beta$サブユニットをコードするADH2遺伝子には多型が存在し，ADH2*1，ADH2*2と呼ばれる．ADH2*2の二量体の酵素活性はADH2*1の二量体の約20倍高いと報告されている．図1に示すように，このADH2の遺伝子型をアルコール依存症とコントロールで比較するとADH2*1のホモはアルコール依存症で約30％，コントロールで7％と著しい差がみられ，ADH2*1はアルコール依存症と相関している[3]．

一方，2型アルデヒド脱水素酵素（ALDH2）にも酵素活性に影響する遺伝子多型が存在し，変異型のALDH2*2対立遺伝子によってコードされるサブユニットは活性が消失する．ALDH2活性が弱いかまったくない人が飲酒すると高アセトアルデヒド血症をきたして顔面の紅潮などのフラッシング反応を呈する．この遺伝子多型は一般人でも飲酒行動に影響し，ALDH2*2を有する人は持たない人に比べて飲酒量が少ないことが認められている．アルコール依存症と正常コントロールで比較するとALDH2*2対立遺伝子を一つ以上持つ者の割合はコントロールでは42％であるのに対してアルコール依存症では12％と有意に低く，ALDH2*2にはアルコール依存症の発症抑制効果があることが知られている（図1）[3]．

## 2. その他の候補

脳内報酬系で中心的な役割を果たすドパミンの$D_2$受容体（DRD2）TaqI多型はアルコール依存症に関するこれらの研究の先駆けとなった[4]．最初はDRD2のA1対立遺伝子がアルコール依存症の69％，コントロールの20％にみられ，A1対立遺伝子がアルコール依存症に相関すると報告された．この報告は，アルコール依存症の原因遺伝子発見と報道されてセンセーションを巻き起こしたものの，その後の追試研究では肯定する結果と否定する結果があり，結論に達していない．その他，ドパミン$D_1$，$D_3$，$D_4$受容体，ドパミントランスポーター，セロトニン$_{1B}$，$_{2A}$受容体，セロトニントランスポーター，GABA受容体各遺伝子など多くの候補について検討されたが，いずれも決定的なものはない．

## □ アルコール依存症の連鎖研究

連鎖研究とは,すべての染色体をターゲットとして,疾患と連鎖する染色体上のおよその位置を検索するものである.現在,米国の二つの大きなプロジェクトが行われている.ひとつはアルコール研究センターの共同研究であるCOGAプロジェクト,もうひとつはNIAAA (National Institute on Alcohol Abuse and Alcoholism)における研究である.それらのプロジェクトは現在も進行中である.二つのプロジェクトに共通した連鎖領域があればかなり信頼できる結果と思われるが,今のところ共通しているのは4番染色体のADH近傍のみである.今後サンプル数が増えれば,さらに信頼性のある結果が得られると期待される.

## □ その他の知見

マウスやラットの系をアルコールに対する嗜好性や離脱(けいれん発作)の起こりやすさ,アルコールによる睡眠効果の強弱,アルコールによって誘発される低体温への脆弱性などに従って分類し,系の間で交配することによって表現型と遺伝系を調べてこのような表現型がどのような染色体領域 (quantitative trait loci;QTL)と連鎖しているのかを調べる方法がある (quantitative trait loci analysis).このような方法で染色体上の領域がある程度特定されれば,アルコールによるさまざまな効果をコントロールする遺伝子を特定することができると考えられ,その成果が報告されている.例えば,アルコール離脱けいれんに関しては,11番染色体上のQTLが示唆されているが,この領域にはGABA$_A$受容体サブユニット遺伝子が存在する.他にも嗜好性でQTLとされるPref 1,Ap 5 q近傍にはドパミン$D_2$受容体遺伝子があるなど関連が示唆される重要な遺伝子が存在する.

また,遺伝子操作による動物実験結果からも興味深い知見が得られている.セロトニン$_{1B}$受容体を遺伝子操作により発現しないようにしたマウスでは,アルコールを飲む量が野生型より著明に多く,アルコールに対する感受性が低下することが報告されている[5].また,ドパミン$D_2$受容体を遺伝子操作によって発現させないようにしたマウスではアルコールに対する嗜好性,飲酒量が減弱することが観察されている[6].このように遺伝子操作によって特定の遺伝子発現をコントロールした動物を用いて,その飲酒行動や飲酒の行動に及ぼす影響などが観察・報告されている.このような研究からアルコール依存症に関する有意義な情報が得られることが期待される.

## おわりに

上述のようにアルコール依存症の遺伝子同定は現在もなお活発に研究が行われている.このような努力がアルコール依存症の発症や進行に関する遺伝子の同定,依存のメカニズムの解明,さらには治療法の開発へと進歩することが望まれる.

### 文 献

1) Volavka J, Czobor P, Goodwin DW, et al: The electroencephalogram after alcohol administration in high-risk men and the development of alcohol use disorders 10 years later. Arch Gen Psychiatry 53: 258-263, 1996

2) Cloninger CR: Neurogenetic adaptive mechanisms in alcoholism. Science 236: 410-416, 1987

3) Higuchi S, Matsushita S, Murayama M, et al: Alcohol and aldehyde dehydrogenase polymorphisms and the risk for alcoholism. Am J Psychiatry 152: 1219-1221, 1997

4) Blum K, Noble EP, Sheridan PJ, et al: Allelic association of human dopamine $D_2$ receptor gene in alcoholism. JAMA 263: 2055-2060, 1990

5) Crabbe JC, Phillips TJ, Feller DJ, et al: Elevated alcohol consumption in null mutant mice lacking 5-HT$_{1B}$ serotonin receptors. Nat Genet 14: 98-101, 1996

6) Phillips TJ, Brown KJ, Burkhart-Kasch S, et al: Alcohol preference and sensitivity are markedly reduced in mice lacking dopamine $D_2$ receptors. Nat Neurosci 1: 610-615, 1998

■ アルコール医療入門―トピックス

# エタノールパッチテスト

樋口　進*
ひぐち　すすむ

- エタノールパッチテストの原理，方法，使用上の注意，意義などについて概説した．
- 日本人の約45%は，欠損型（非活性型）の2型アルデヒド脱水素酵素（ALDH2）を有し，この個体は飲酒後にいわゆるフラッシング反応を示す．
- エタノールパッチテストは，皮膚版のフラッシング反応と考えられ，ALDH2の型を安全・簡便に，しかも高い精度で弁別する．
- 欠損型・非欠損型ALDH2は，それぞれ特有のアルコール関連問題のリスクに関係している．
- エタノールパッチテストは主にアルコールの予防教育に使われている．この際，ALDH2の型に関係したアルコール関連問題のリスクもふまえ，テストの結果還元は正確に行われるべきである．

**Key Words**　エタノールパッチテスト，2型アルデヒド脱水素酵素，アルコール関連問題，急性アルコール中毒，フラッシング反応，予防教育，シアナマイド

## はじめに

日本人を含む東洋人には少量の飲酒後，顔面紅潮，心悸亢進，頭痛などのいわゆるフラッシング反応を呈する人がいる．人種によりその割合は異なるが，日本人における割合は，約45%であると言われている[1,2]．後述するように，このフラッシング反応はエタノールの分解産物であるアセトアルデヒドを主に酸化する2型アルデヒド脱水素酵素（ALDH2）が，遺伝的変異でその活性を失っている（欠損型）ために生じることがわかっている[3]．

エタノールパッチテストは，当初この欠損型ALDH2と正常型（非欠損型）ALDH2を，簡便にしかも正確に弁別するためのテストとして，われわれが作製した[4,5]．作製のヒントは酒精綿に対する皮膚反応にあった．皮膚を酒精綿で拭いた後，しばらくしてそこに紅斑を示す人がいる．この紅斑の出現と，ALDH2の表現型（遺伝子変異が実際に機能の変化として表現されたもの）との間に何らかの関係があるのではないかと考えたわけである．単純な発想で作られたものであるが，その簡便さや皮膚の色の変化という視覚に訴える効果などから，さまざまな場所・目的で使われてきている．また，最近では中国，ブラジルをはじめとする諸外国でも使われるようになってきている．基本的に欠損型ALDH2を有する人種であれば，日本人ならずともこのテストは使えるわけである．本項では，ALDH2の遺伝的多型とその特徴，エタノールパッチテストの方法および機序，テスト実施上の注意点などについて解説する．

## ALDH2の遺伝的多型・その特徴・教育への応用

ALDH2はエタノールをアルコール脱水素酵素（ADH）がアセトアルデヒドに酸化した後を受けて，さらに酢酸に変化させる過程に関与する主酵素である．ALDH2をコードする遺伝子の第12 exonに存在する1塩基置換が，Glu 487 Lysというアミノ酸置換を引き起こし，その活性に大きく影響を与える[6,7,8]．活性の程度は，487 Lysのコピー数に依存し，Glu/Lysでは，わずかに活性を残すが，Lys/Lysでは，完全に失う．通常これらはまとめて欠損型（または非活性型）ALDH2と呼ばれているが，両者の差に着目する場合には，前者を部分欠損，後者を完全欠損と呼ぶこともある．なお，詳細については，別項の「アルコール依存症の遺伝研究：松下」を参照していただきたい．

さて，表1にALDH2の表現型とエタノール代

* 国立アルコール症センター久里浜病院　臨床研究部

表1 欠損型および正常型ALDH2の比較

| 特徴 | 欠損型 | 正常型 |
|---|---|---|
| 遺伝子型 | 487番目のアミノ酸がGlu/Lys(部分欠損)かLys/Lys(完全欠損) | 対応するアミノ酸がGlu/Glu |
| 酵素活性 | 非常に低い(部分欠損)かまったく欠如(完全欠損) | 正常 |
| 飲酒後の血液アセトアルデヒド濃度[1,2] | 高い | 低い |
| 血液中エタノール消失速度[1,2] | 遅い | 早い |
| フラッシング反応 | ほぼ常に出現 | ほとんど見られない |
| 飲酒量[1] | 少ない | 多い |
| 急性アルコール中毒のリスク[1,2] | 高い | 低い |
| アルコール依存症のリスク[1] | 低い | 高い |
| アルコール性肝臓障害のリスク[1] | 低い | 高い |
| 上部消化器癌のリスク[1,2] | 高い | 低い |

[1] 相対的な比較
[2] 体重あたり同じ量のアルコールを飲んだ場合

表2 エタノールパッチテストの方法・判定

| | |
|---|---|
| 方法 | 1) パッチ絆創膏のガーゼ部分(1cm×1cm)に70%エタノールを2〜3滴しみ込ませる. |
| | 2) エタノールのしみ込んだ絆創膏を上腕の内側に貼る. |
| | 3) 5分後に剥がす.剥がした直後(20秒以内)にガーゼのあたっていた部分の皮膚の色を確認する. |
| | 4) 剥がしてからさらに5分後に,もう一度皮膚の色を確認する. |
| 判定 | 1) 皮膚がパッチを剥がして20秒以内に赤くなった. |
| | 　　強陽性→ALDH2完全欠損 |
| | 2) 皮膚がパッチを剥がして20秒以内には赤くならなかったが,5分以内に赤くなった. |
| | 　　陽性→ALDH2部分欠損 |
| | 3) 皮膚の色に変化がなかった. |
| | 　　陰性→ALDH2正常 |

謝・飲酒行動・アルコール関連問題などの関係についてまとめた．エタノールパッチテストが，予防教育で多用されている現状からすれば，ALDH2の遺伝子型とアルコール関連問題のリスクとの関係は特に重要である．表中，アルコール関連問題については，やや乱暴とも思える分類を行った．実際に予防教育に使えるようわかりやすさに重きを置いたためである．これからすると，欠損型は，急性アルコール中毒や上部消化器癌に，正常型はアルコール依存症やその他の慢性臓器障害に注意すべきであるということになる．この際，各項目でリスクの低くなる方は，安心して飲めると勘違いさせないようにする．特に急性アルコール中毒は対象が若者であるために，注意が必要である．表では，欠損型のエタノール代謝が遅れることを根拠に，リスクが欠損型に高く，正常型に低いとした．しかし，実際の教育場面では，リスクは後者でも十分高いが，前者では著しく高くなるとパッ

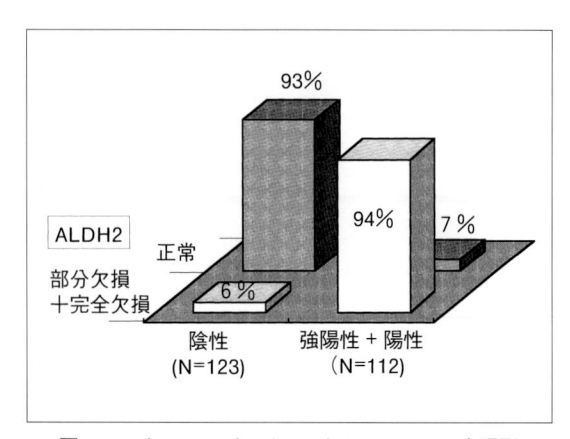

図1　エタノールパッチテストとALDH2の表現型

チテストの結果と関連づけて教えるべきである．

■ エタノールパッチテストの方法

前述の通り，このテストはALDH2の二つの表現型，すなわち欠損型および正常型を簡便に判別するために開発された．その方法は表2に示してある．一見してわかるように，まず皮膚にアルコールをしみ込ませたパッチ絆創膏を貼り，これを剥がした後の皮膚の反応を見るという，実に単純なものである．テストに必要なものは，パッチ絆創膏と，70%のエタノールだけであり，誰でもすぐに実施可能である[4,5]．その対象は，年齢・性を問わず，しかもテストそのものは安全である．その検出力も図1に示すように優れており，90%以上の確率でALDH2の欠損/正常を判定することができる．最近，われわれはALDH2の三つの遺伝子型，すなわちLys/Lys（完全欠損型），Glu/Lys（部分欠損型），Glu/Glu（正常型）をかなり正確に弁別できるようにこのテストを一部改良した[9]．その方法も表2に合わせて示してある．

さて，パッチテストは確かにALDH2の表現型の検出に優れているが，偽陽性（欠損型ではないのに紅斑が出る）や偽陰性（欠損型なのに紅斑が出ない）もわずかではあるが出現する．最近のわれわれの研究から，この偽陽性・偽陰性に，アルコール脱水素酵素が関係している可能性が示唆された．実際，ADHにも遺伝的多型が存在し，*in vitro*の実験で各変異間のエタノール酸化能に差異のあることが報告されている[10]．

■ エタノールパッチテスト実施時の注意点

エタノールパッチテストは以下の点に注意して実施すると，かなりその精度を上げることができる．

① パッチ絆創膏は，基本的に何を使用してもよいが，皮膚に貼った時にエタノールを含んだガーゼが完全に密封されるタイプのものがよい．絆創膏の粘着剤で皮膚に反応を起こす人がおり，判定に困ることがある．特に，粘着剤とエタノールが混ざり合うと，皮膚反応がさらに悪化するのが常である．したがって，このような反応を引き起こしづらい絆創膏を選ぶ必要がある．

② エタノールは必ずしも70%でなくともよい．やや反応は弱くなるが，30%でも十分テストは可能である．ただし，100%のエタノールは不適である．エタノールは室温のものを使用するのがよい．冷えたエタノールを使うと，反応が過剰に出ることがある．

③ エタノールを含んだパッチ絆創膏を貼る場所は必ずしも上腕の内側である必要はない．エタノールに対する皮膚反応がきれいに見える場所ならどこでもよい．しかし，日焼け，血管の走行などを考え，筆者らは上腕の内側を使っている．ここに貼った場合，まくり上げた袖で腕が締め付けられないようにする．またどこに貼っても，絆創膏を貼った上から何度も押さえつけないようにする．

④ このテストは，幼児から高齢者までその対象を選ばない．一般に，若い人の方が高齢者より反応がきれいに出る傾向がある．ガーゼにしみ込ませるエタノールの量を，若年者（特に未成年者）にはやや多めに，高齢者にはやや少なめに調節すると，検出力が向上する．

⑤ パッチテストを実施する前，特に安静を保つ必要はない．しかし，激しく体を動かした後，または風呂上がりに実施するのはよくない．飲酒後，アルコールが体内に残っている状態でテストができないのは当然である．テスト陽性者の場合，一般に飲酒した翌日よりも，何日間か断酒していた時の方が，反応がはっきり出るようである．

■ エタノールパッチ反応のメカニズム

エタノールパッチテストは，ALDH2欠損者が飲酒後に経験するフラッシング反応の皮膚局所版と考えられる．反応の機序はまず，パッチのエタノールが皮膚に浸透し，そこに存在するADHでアセトアルデヒドに酸化される．皮膚の局所で発生したアセトアルデヒドは，さらにALDH2で酢酸

へと分解されていく．しかし，ALDH 2 が欠損型であれば，アセトアルデヒドは皮膚局所に蓄積し，その近傍を走っている小血管を拡張させ，発赤を生じさせることが想定される．われわれは実際のメカニズムを明らかにする目的で，4 メチルピラゾールやシアナマイドといった ADH や ALDH 2 の阻害物質を用いて実験を行ったが，その結果はこの想定を支持するものであった[11]．

□ エタノールパッチテストの利用

　既述の通り，最近このテストは広くアルコール問題の予防教育に使われている．特に，未成年者に ALDH 2 の表現型を踏まえてアルコールの危険性を教育することができれば，その効果は大きい．また，一般的には退屈な飲酒教育も，このテストを取り入れることにより，受講生の反応が非常に良くなることを経験している講師も多いはずである．

　しかし，ここでこのテストを施行するにあたり注意すべき点を指摘しておきたい．まずこのテストを前述の方法に従い，正確に行わなければならないのは言うまでもない．しかし，特に注意を要するのは，結果の還元方法である．テスト施行者は，ALDH 2 の欠損/正常に伴う飲酒の危険性に関する明確な説明を用意し，それを被験者に伝える必要がある．この点に関する基本的な考え方はすでに述べた．実際の説明場面で，ALDH 2 の表現型を「体質」というわかりやすい言葉で呼ぶことがある．この際，正常型を「飲める体質」と呼んではならない．「飲める体質」を「飲んでもよい体質」と捉えて大量飲酒し，急性アルコール中毒を引き起こした事例がある．特に未成年者にはこの点の配慮が必要である．皮膚反応から筆者は，欠損型を「赤型」，正常型を「白型」と呼んでいる．「赤・白」から直接飲酒行動を連想させないところがミソである．本人の思い込みを避け，各型の意味を正しく説明することができる．

　一方，パッチテストは臨床でも使われている．シアナマイドの ALDH 2 抑制効果は個人差が大きい．山内らはシアナマイドの適正な処方量を決める目的で，シアナマイド服用患者にパッチテストを行い，その皮膚反応をもとに量を調節している[12]．シアナマイドの 1 日量は通常 70～100 mg（7～10 m$l$）である．しかし，この方法によると，1 日 30 mg で十分な場合が多いという[12]．シアナマイドは肝臓障害も含めてさまざまな副作用が報告されていることから[13]，この方法で処方量を減らすことができれば，臨床上の意義は大きい．

　前述の通り，エタノールパッチテストはその簡便さや視覚に訴える効果などから，さまざまな場面で使われているが，その多くはアルコール関連問題の予防教育であると思う．わが国には，すでに膨大なアルコール関連問題が存在し，年々その深刻さを増している[14]．ささやかではあるが，このテストがアルコール関連問題の予防に貢献することを開発者の 1 人として願う．

文　献

1）Harada S, Agarwal DP, Goedde HW, Takagi S, Ishikawa B：Possible protective role against alcoholism for aldehyde dehydrogenase isozyme deficiency in Japan. Lancet 2：827, 1982

2）Higuchi S, Muramatsu T, Shigemori K, Saito M, Kono H, Difour MC, Harford TC：The relationship between low Km aldehyde dehydrogenase phenotype and drinking behavior in Japanese. J Stud Alcohol 53：170-175, 1992

3）Harada S, Agarwal DP, Goedde HW：Aldehyde dehydrogenase deficiency as cause of facial flushing reaction to alcohol in Japanese. Lancet 1：982, 1981

4）Higuchi S, Muramatsu T, Saito M, Sasao M, Maruyama K, Kono H, Niimi Y：Ethanol patch test for low Km aldehyde dehydrogenase deficiency. Lancet 1：629, 1987

5）Muramatsu T, Higuchi S, Shigemori K, Saito M, Sasao M, Harada S, Shigeta Y, Yamada K, Muraoka H, Takagi S, Maruyama K, Kono H：Ethanol patch test -a simple and sensitive method for identifying ALDH phenotype. Alcohol Clin Exp Res 13：229-231, 1989

6）Yoshida A, Ikawa M, Hsu LC, Tani K：Molecular abnormality and cDNA cloning of human aldehyde dehydrogenase. Alcohol 2：103-106, 1985

7）Crabb DW, Edenberg HJ, Bosron WF, Li TK：Genotypes for aldehyde dehydrogenase deficiency and alcohol sensitivity. J Clin Invest 83：314-316, 1989

8) Yamamoto K, Ueno Y, Mizoi Y, Tatsuno Y：Genetic polymorphisms of alcohol and aldehyde dehydrogenase and the effects on alcohol metabolism. Jpn J Alcohol & Drug Dependence 28：13-25, 1993

9) 樋口 進，松下幸生，白川教人，保坂卓明，木村 充，中根 潤，村松太郎：エタノールパッチテストの改良に関する研究．第21回日本生物学的精神医学会，仙台，1999

10) Bosron WF, Li TK：Catalytic and structural properties of the human liver $\beta\beta$ alcohol dehydrogenase isoenzymes. Biomedical and Social Aspects of Alcohol and Alcoholism (Kuriyama K, Takada A, Ishii H, eds), Elsevier Science Publishers, Amsterdam-New York-Oxford, pp 31-34, 1988

11) Muramatsu T, Higuchi S, Sasao M, Shigemori K, Saito M, Takagi T, Maruyama K, Kono H, Harada S：Mechanism of ethanol patch test. Biomedical and Social Aspects of Alcohol and Alcoholism, (Kuriyama K, Takada A, Ishii H, eds), Elsevier Science Publishers, Amsterdam-New York-Oxford, pp 135-137, 1988

12) 山内眞義，木村武登，武田邦彦，坂本和彦，大畑 充，田部哲子，中野和子，藤原誠二，高尾浩幸，戸田剛太郎：アルコール依存症患者におけるエタノールパッチテストによる適正なシアナマイド投与量の決定方法（TAC方式）．アルコールと医学生物学（アルコール医学生物学研究会，編）．東洋書店，pp 107-110，1999

13) Yokoyama A, Sato S, Maruyama K, Nakano M, Takahashi H, Okuyama K, Takagi S, Takagi T, Yokoyama Y, Hayashida M, Ishii H：Cyanamide-associated alcoholic liver disease：a sequential histological evaluation. Alcohol Clin Exp Res 19：1307-1311, 1995

14) 樋口 進，松下幸生：アルコール・薬物関連障害の予防．臨床精神医学講座 S 3，精神障害の予防（小椋 力，倉知正佳，編）．中山書店，pp 83-96, 2000

■ アルコール医療入門―トピックス

# アルコール依存症と抗酒剤

横山　顕*　丸山　勝也**
よこやま　あきら　まるやま　かつや

- 抗酒剤（cyanamide と disulfiram）はアルデヒド脱水素酵素を阻害し，飲酒後の不快なフラッシング反応を増強することにより飲酒できなくする薬である．
- 有効性の厳密な評価では，プラセボ以上に断酒率を高めないが，精神的効果の影響もあり，飲酒日数は減少させ，特に家族の立ち会いの場での内服は有効である．
- disulfiram の副作用には，黄疸を伴う重症型肝炎と大量投与時の錯乱状態があるが，頻度はどちらも稀である．
- cyanamide は肝細胞にすりガラス様封入体を出現させる．再飲酒時には，見掛け上アルコール性肝障害が起こるが，封入体出現例では肝組織により強い壊死炎症反応が生じる．断酒していても，しばしば遷延した肝機能異常がみられる．
- 抗酒剤は，冠疾患や脳卒中の既往，肝硬変などの重篤な肝障害などの禁忌症例を除外し，GOT/GPT が少なくとも 100 IU/L 以下になった時点で，十分なインフォームド・コンセントを得てから投薬すべきである．

**Key Words**　抗酒剤，cyanamide，disulfiram，薬剤性肝障害

## はじめに

　アルコール依存症の薬物療法は現在までのところほとんど確立されていないといってよい状態である．最近欧米では内因性オピオイドアンタゴニストである naltrexone（ナルトレキソン）やナルメフェン，NMDA 受容体阻害剤である acamprosate（アカンプロセイト）などが治療薬として用いられており，その効果もある程度認められているが，残念ながらわが国ではまったくその可能性がない状態である．薬物療法の有効性についての最近の総説では，New Engl J Med（340：1482-1490, 1999）と JAMA（281：1318-1325, 1999）があるので参考にされたい．ここでは現在一般のアルコール依存症の治療の現場で用いられている抗酒剤について，国立アルコール症センター久里浜病院で過去に使用してきた cyanamide（シアナマイド）と現在使用している disulfiram（ノックビン）について文献上の報告を中心に解説し，また，なぜ当院が抗酒剤の使用にこのような変遷を経たのかについての理由と注意点についても述べることとする．

## □ 抗酒剤とは

　アルコール依存症者の抗酒剤には cyanamide と disulfiram がある．アルデヒド脱水素酵素の阻害作用により，飲酒すると高アセトアルデヒド血症から顔面紅潮や動悸などの不快なフラッシング反応を生じるため，飲酒できなくなる薬である．投薬前に患者本人に断酒と治療意欲を確認し，薬の作用を十分理解させなければ，飲酒によりショック状態から死亡する場合もあり投薬すべきではない．また，このような反応が重大な事態を招く可能性のある心疾患，脳卒中の既往者にも投与すべきではない．

## □ 抗酒剤の有効性

　disulfiram は作用時間が長く効果は数日間継続するが，cyanamide では 1 日で効果が消失する．そのため cyanamide では休薬当日から飲酒できるが，disulfiram ではしばらく反応が残るため飲酒にブレーキがかかる．両剤とも，個々の症例報告や open trials では有効性が報告されているが，厳密な placebo-controlled trials ではプラセボ以上に断酒率を高めることが示されていない．
　6629 例の患者から抽出された 605 例の 1 年間の

---

\* 国立アルコール症センター久里浜病院　内科　　\*\* 同　副院長

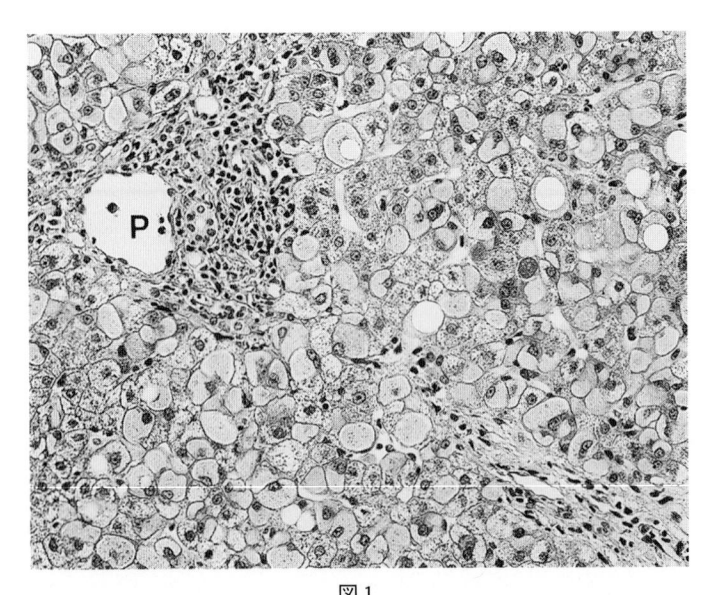

**図1**
多くの肝細胞にシアナマイド封入体が出現し，核が辺縁に押しやられて印環様に見える．好酸体，大脂肪滴，門脈域（P）の炎症細胞浸潤が見られる．
（文献[4]より）

追跡では，断酒率，再飲酒までの期間とも disulfiram の 250 mg，1 mg，未投与の3群間で差がなかった．しかしその間の飲酒日数はそれぞれ平均49日，75日，87日であり，250 mg 投与群で減少した（JAMA 256：1449-1455, 1986）．また，妻などの立ち会いの場で内服した方が（supervised disulfiram），1人で内服するより効果が高かった（Br J Psychiatry 161：84-89, 1992）．

一方，cyanamide は日本とスペインなど少数の国でしか認可されておらず，治療効果の厳密な研究がなされていない．cyanamide の Ca 誘導体である calcium carbimide はカナダ，英国，オーストラリアなどで使用されていた．New Engl J Med のアルコール依存症の薬物療法の総説（340：1482-1490, 1999）によると製造中止になったらしい．755例から抽出した69例の解析では，calcium carbimide の飲酒抑制効果はプラセボと同等であり，主たる飲酒抑制作用は精神的効果によると推測されている（Br J Addict 84：877-887, 1989）．本邦では導入される見通しはないが，欧米で認可されている飲酒欲求を抑える中枢作用薬である naltrexone や acamprosate に比べ抗酒剤の有効性は明らかに劣る．

### □ 肝硬変などの重篤な肝障害の患者への禁忌

抗酒剤は両剤とも，肝障害の副作用があるため，本邦では重篤な肝障害の患者へは使用禁忌となっている．個々の患者の重篤度の診断は担当医師の判断が優先されるが，製薬企業が禁忌とした重篤の基準には肝硬変が含まれている．本邦では，アルコール依存症の治療薬として，抗酒剤を積極的に投与する風潮があるが，肝硬変を合併した患者も多く，より慎重な治療薬の選択が必要である．

### □ 肝硬変患者への disulfiram の安全性と有効性について

欧米でも肝硬変患者への投与は禁忌扱いが多く，肝硬変患者に投与した際の安全性と有効性は不明である．肝障害のない患者（16例）と肝硬変患者（35例）に 400 mg の disulfiram を投与して飲酒させた実験では，肝障害のない患者は全例抗酒剤の反応がみられたが，肝硬変患者では全例反応がみられず，肝硬変患者における血中アセトアルデヒド濃度の上昇は，肝障害のない患者の上昇度の35％までにしか上がらなかった（Alcohol Clin Exp Res 19：356-361, 1995）．実際，抗酒剤投与を受けた肝硬変患者で，内服当日に飲酒した経験のある患者に問診すると，cyanamide では不快な反応が起こるが，disulfiram では反応がはっきりしな

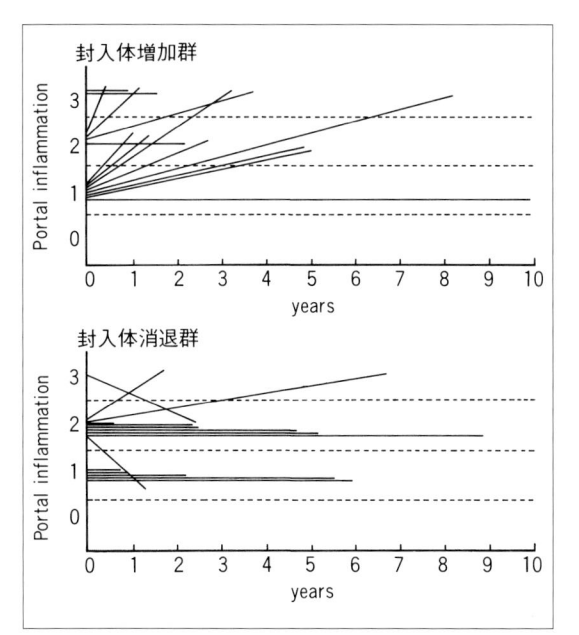

図2 門脈域の炎症細胞浸潤の程度の変化
0＝なし，1＝軽度，2＝中等度，3＝高度．封入体増加群では封入体消退群より有意に炎症の程度が増悪していた（$p<0.005$）．　　　　　　（文献4)より）

かったという人が多い．原因は明らかではないが，disulfiramは肝代謝を受けて初めて活性型の物質に変わるため，肝硬変ではその代謝が不十分となりこのような状態となるのではないかと推測されている．

□ 抗酒剤の副作用

disulfiramの副作用には，黄疸を伴う重症型肝炎と，大量投与時の錯乱状態がある．国立アルコール症センター久里浜病院では，抗酒剤は主にdisulfiram（200 mg，朝1回）を投与しているが，この量では錯乱症状の経験はごく稀である．劇症肝炎の頻度は3～2.5万例に1例と見積もられている．内服後2ヵ月以内（10日～6ヵ月）の発症が多く，開始当初は2週間ごとの肝機能検査が勧められている．内服継続で死亡例も報告されている（J Clin Psychiatry 49：430-434, 1988）．最近の研究では，GPTが100 IU/L以上に上昇する軽い肝障害は約2％に出現し（Alcohol Clin Exp Res 17：184-186, 1993），当院の成績でも1.4％と稀ではない（Alcohol Clin Exp Res 24：97 S-99 S, 2000）．

cyanamide（7 m$l$，朝1回）は，皮疹と白血球が10000～20000/$\mu l$にしばしば上昇すること以外に，副作用が目立たず，本邦の抗酒剤の主流となってきた．当院でも1992年まではcyanamideを主に投薬してきたが，現在は，シアナマイド肝障害の副作用を見直し，あまり使用していない．

□ シアナマイド封入体

cyanamideを投与された患者では，肝細胞にすりガラス様封入体が出現する（図1）．このcyanamideに特異的な封入体は，服用期間と服用中止期間に依存して高頻度で出現し，服薬中止後も数ヵ月から数年にわたって長期間にわたり存続することが多い（Liver 3：225-230, 1983；Liver 7：216-222, 1987）．電顕像では，封入体には小顆粒の$\beta$グリコーゲン顆粒の凝集がみられ，他に少量の細胞内小器官や変性物が混在し，グリコーゲン代謝異常に関連したものと考えられている．

□ シアナマイド関連アルコール性肝障害

アルコール依存症患者は，専門治療の後でも半数以上は再飲酒し，多くはアルコール性肝障害を再発する．つまりcyanamideの服用者の多くが，肝細胞に封入体が出現した異常な状態でアルコール性肝障害を再燃するというジレンマがある．この際，血液検査では単なるアルコール性肝障害と鑑別困難であり，全面的に患者の飲酒に起因するものとされてしまいがちである．

筆者らは，再飲酒を繰り返して2回入院したアルコール依存症患者で，cyanamide服用歴があり，2回の入院とも肝生検で肝組織像を調べた29例を検討してみた（Alcohol Clin Exp Res 19：1307-1311, 1995）．2回の肝生検組織を比較して2回目にシアナマイド封入体が出現・増加した14例（封入体増加群）と，2回とも封入体を認めないか，2回目に封入体が減少・消失した15例（封入体消退群）とでは，他の肝組織所見の変化も有意に異なっていた．

図2に示したのは2回の肝生検での門脈域の炎症細胞浸潤の程度の変化である．封入体増加群では71％の患者で2回目の門脈域炎症が増悪し，一方，封入体消退群では13％の患者でしか増悪が見られなかった．細胞死である好酸体も，前者の36％で増加していたが，後者では増加した患者はいなかった．つまり，見掛け上，アルコール性肝障害であるが，cyanamide封入体が出現した患者では，慢性肝炎様のより強い壊死炎症反応が肝組織には生じていたのである．また図1の組織像のように封入体を押し退けるようにして形成された

大脂肪滴も封入体細胞に見られた．

ただし，肝の線維化の程度を比較すると，増悪したのは封入体増加群の29％，封入体消退群の20％にすぎず，封入体の出現に伴って，すぐに線維化が進行したり，肝硬変のような構造変化へと至るとは考えにくい．しかし，前肝硬変状態のような肝障害では飲酒による肝硬変への進行を加速する可能性は否定できない．

□ 断酒した患者のシアナマイド肝障害

アルコール性肝障害では，断酒後速やかに肝機能の改善がみられるが，cyanamide を投与された222例と disulfiram を投与された186例を比較すると cyanamide 群ではGPTの改善が遅れ，しかもGPTが慢性肝炎のように断酒後に再上昇する症例は cyanamide 群の19％にみられ，disulfiram 群の6％より高頻度であった．また，以前に cyanamide 服薬歴があって cyanamide を再投与されている症例ではその頻度は31％と著しく高かった（Alcohol Clin Exp Res 24：97 S-99 S, 2000）．このように cyanamide の方が高率に肝機能に影響が出るが，断酒前の肝機能よりは改善するし，GPTが100 IU/L以上に再上昇する頻度が低いので，見逃されやすい．

では長期間断酒して cyanamide を内服し続けた患者ではどうか．断酒が続けば，アルコール性肝障害自体は改善を続け，多くの患者で肝障害は目立たない．しかし，封入体細胞の一部は細胞死して好酸体を生じ，GPT優位でGOTとGPTがときどき上昇する経過をとる症例もある．肝組織では広範に封入体が形成されており，再飲酒時ほどではないが慢性炎症細胞浸潤がみられ，細い隔壁様の肝線維化が進行する（Alcohol Clin Exp Res 24：100 S-105 S, 2000）．断酒に成功した患者は，食欲が亢進して体重が少し増える人が多く，血液検査でも肥満による脂肪肝と似たパターンである．さらに，封入体が広範に出現した肝臓は，超音波エコー検査で脂肪肝様にエコー輝度が軽度上昇した腫大肝として描出されるため脂肪肝と誤診されやすい（Alcohol Clin Exp Res 24：100 S-105 S, 2000）．

長期間 cyanamide を内服した断酒者で，肝障害が重症化するかどうかは経過を追った研究がなく明らかではない．肝硬変に至る可能性を主張する研究者もいるが根拠が十分でない（Liver 4：15-21, 1984）．

□ C型肝炎ウイルス抗体陽性者における問題

アルコール依存症患者ではHCV抗体陽性者が1割以上もいる．またアルコール性肝障害患者の全国集計では，全体で3割，肝硬変患者で4割，肝癌患者で6割がHCV抗体陽性である（日消誌91：887-898, 1994）．大酒家のインターフェロン療法有効率は低く，断酒1ヵ月未満で治療を開始した場合の有効率は壊滅的であり，6ヵ月以上の断酒後に治療すべきとする報告がある（アルコールと医学生物学 vol 15：163-166, 1995）．筆者も断酒困難なアルコール依存症患者にインターフェロン療法を安易に行うべきではないと考えるが，HCV感染者に cyanamide を投与すると混乱が生じる．cyanamide を投与された患者では，長期にわたって慢性肝炎様の門脈域の壊死炎症反応が増悪するため，C型肝炎に対する治療指針が立ちにくくなるからである．

□ 抗酒剤の投与方法

筆者らは，入院中に臓器障害のチェックを行い，冠疾患や脳卒中の既往，肝硬変などの重篤な肝障害などの禁忌症例を除外し，GOT/GPTが少なくとも100 IU/L以下になった時点で，十分なインフォームド・コンセントを得て，原則として disulfiram 200 mg の投薬を開始している．入院中に開始する理由は内服習慣をつけることと，副作用のチェックができるという利点がある．cyanamide は，肝障害について十分説明し，それでも希望する場合には短期間の投与で使用することもある．

おわりに

cyanamide はアルコール依存症の抗酒剤の主流として30年以上使われてきた．抗酒剤は精神療法の補助にすぎないが，この薬を精神的な支えとして断酒に成功している患者も多い．薬の効果と副作用を十分考慮したうえで，より慎重に投与してほしい．

久里浜方式と呼ばれる本邦に普及したアルコール依存症の専門治療プログラムでは，従来，抗酒剤投与を治療の重要な柱の一つと考え，禁忌例や副作用の問題をあまり考慮せずに積極的に進めてきた．'インフォームド・コンセント'や'evidence based medicine'の時代の趨勢のなかで，この治療方針のもたらす，治療効果と副作用の問題は早急に検討すべき課題である．

また本邦でも欧米で使用されているアルコール依存症の治療薬の使用が早急に許可されるよう希望する．

## 文 献

1 ) Swift RM：Drug therapy for alcohol dependence. New Engl J Med 340：1482-1490, 1999

2 ) Wright CIV, Vafier JA, Lake CR：Disulfiram-induced fulminanting hepatitis：guidelines for liver-panel monitoring. J Clin Pshichiatry 49：430-434, 1988

3 ) Vazquez JJ, Guillen FJ, Zozaya J, et al：Cyanamide-induced liver injury. A predictable lesion. Liver 3：225-230, 1983

4 ) Yokoyama A, Sato S, Maruyama K, et al：Cyanamide-associated alcoholic liver disease：A sequential histological evaluation. Alcohol Clin Exp Res 19：1307-1311, 1995

5 ) Tamai H, Yokoyama A, Okuyama K, et al：Comparison of cyanamide and disulfiram in effects on liver function. Alcohol Clin Exp Res 24：97 S-99 S, 2000

6 ) Suzuki Y, Yokoyama A, Nakano M, et al：Cynamide-induced liver dysfunction after abstinence in alcoholics：A long-term follow-up study on four cases. Alcohol Clin Exp Res 24：100 S-105 S, 2000

■ アルコール医療入門―トピックス

# アルコール依存症の認知行動療法

澤山　透[*]　米田　順一[*]　白川　教人[*]　岡崎　直人[**]
木寺　敦子[***]　伊藤　桂子[***]　樋口　進[*]　白倉　克之[*]

- 2000年3月より，認知行動療法を中心としたアルコール依存症の新入院治療プログラム（新久里浜方式）を開始した．
- アルコール依存症の認知行動療法の目的は，「今までのアルコールに対する認知を自分自身で検討し，その認知を変えることで，断酒継続に結びつけること」である．
- 認知行動療法においては，アルコール依存症者の飲酒行動の悪循環には，アルコールに対する認知の偏りが介在していると仮定している．
- 今までのアルコールに対する認知の偏りを修正することが，飲酒行動の中断（＝断酒）につながると考えている．

**Key Words**　新久里浜方式，アルコール依存症，入院治療，グループ療法，認知行動療法，認知モデル

## はじめに：「久里浜方式」から「新久里浜方式」へ

現在，わが国のアルコール依存症の入院治療においては，表1に示すような，いわゆる"久里浜方式"と言われる「アルコール依存症社会復帰プログラム（alcoholism rehabilitation program；ARP）」が中心である．しかし，集団療法に偏重しすぎると，

① 治療システムが画一的になりやすい
② 時代の流れとともに多様化している患者の価値観やニーズ，患者背景（学歴，職歴，家族背景，経済状態，身体合併症の程度など）に十分対応しきれない
③ 退院後の治療転帰が良好とはいえない

といった問題もあった．

そのため，それらの問題点を解決するために，筆者らが従事している国立療養所久里浜病院において，2000年3月より，新しいアルコール依存症の入院治療プログラム（新久里浜方式）を開始した．これは，従来の治療プログラムに加え，以下の二つの特徴がある（表2）．

① 認知行動療法ミーティングの導入
② 個人精神療法的アプローチの充実

本項では，当院で導入された「アルコール依存症の認知行動療法」について述べることとする．

表1　アルコール依存症社会復帰プログラム（ARP）の特徴

① 断酒を治療の目標とし，患者の同意に基づく入院が原則
② 入院期間が定められている（約3ヵ月）
③ 入院する患者は，同じアルコール依存症患者で，集団療法を基本としている
④ 患者は自治会（病棟内自助グループ）を組織し，入院生活や日課を自主的に運営する
⑤ 病棟の日課（病気に対する勉強会，ミーティング，抗酒剤服用，作業療法，レクリエーション，個人精神療法，自助グループ参加など）が組まれており，原則としてすべての日課に参加する
⑥ 病棟は開放病棟である
⑦ 外泊も日課に含まれ，入院中から飲酒せずに家庭や社会で過ごす練習をする
⑧ 集団生活の中で，規則正しい生活習慣や人間関係を作っていく
⑨ 退院後の通院治療，抗酒剤服用，自助グループ参加の重要性が強調される

[*] 国立アルコール症センター久里浜病院　精神科　　[**] 同　医療相談室　　[***] 同　看護部

表2　従来の久里浜方式の問題点と"新"久里浜方式においての改善点

|  | 従来の久里浜方式の問題点 | "新"久里浜方式においての改善点 |
|---|---|---|
| 医療側の要因 | 治療システムが画一的になりやすい | 認知行動療法ミーティングの導入 |
| 患者側の要因 | 患者の価値観やニーズ，患者背景の多様化 | 個人精神療法的アプローチの充実 |
| 治療効果の問題 | 退院後の治療転帰が良好とはいえない | ？　？　？ |

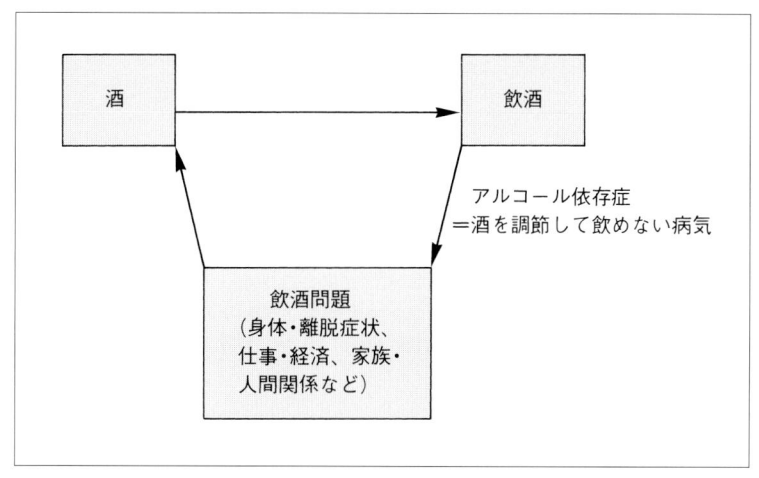

図1　アルコール依存症の悪循環のパターン

酒を調節して飲めないために，さまざまな飲酒問題を引き起こすが，飲酒を続け，さらに飲酒問題が悪化していく．

## □ 認知行動療法とは？

　認知行動療法とは，1970年代にペンシルヴァニア大学の精神科医 Aaron T Beck らによって開発された精神療法である[1,2]．これは「出来事や物事に対する認知（＝見方や考え方，価値観，こだわり）」に注目していく治療法で，「今までの出来事や物事に対する認知を自分自身で検討し，その認知を変えることで自分の行動や感情，生活を改善しようとする治療法」である．うつ病の精神療法の一技法から始まった認知行動療法は，1980年代以降，適応が広がり，不安障害[3]，摂食障害，人格障害[4]，薬物依存[5,6]などにも治療が試みられるようになっている．

## □ アルコール依存症の認知行動療法

### 1．入院治療による認知行動療法

　一般的に認知行動療法は，「個人療法」で「非入院治療」であるが，筆者らは，広く臨床の場で応用できることを目的とし，患者および治療者の負担を減らし治療効率を高めるために「グループ療法」かつ「入院治療」による「アルコール依存症の認知行動療法」を開発し導入した．

### 2．アルコール依存症の認知行動療法の目的

　筆者らは，以下のようなことを，アルコール依存症の認知行動療法の目的としている．

　"今までのアルコールに対する認知（見方，考え方，価値観，こだわり）を自分自身で検討し，その認知を変えることで断酒継続に結びつける"

　長年にわたる飲酒習慣を持つアルコール依存症患者にとって，「酒は，いつも共に過ごしてきた便利で手軽な良いもの，楽しいもの．上手に付き合うことができ，うまく飲めるもの」という認知が存在する．しかし，さまざまな飲酒問題を起こしている現状ではアルコールは，以前のような「良いもの」，「うまく飲めるもの」ではなくなっているのである．そのことを患者自身が検討して今までのアルコールに対する認知を修正し，「飲酒」という行動から「断酒」という行動に変わることを認知行動療法は目的としている．

### 3．アルコール依存症の認知モデル

　アルコール依存症の認知行動療法について，患

*115*

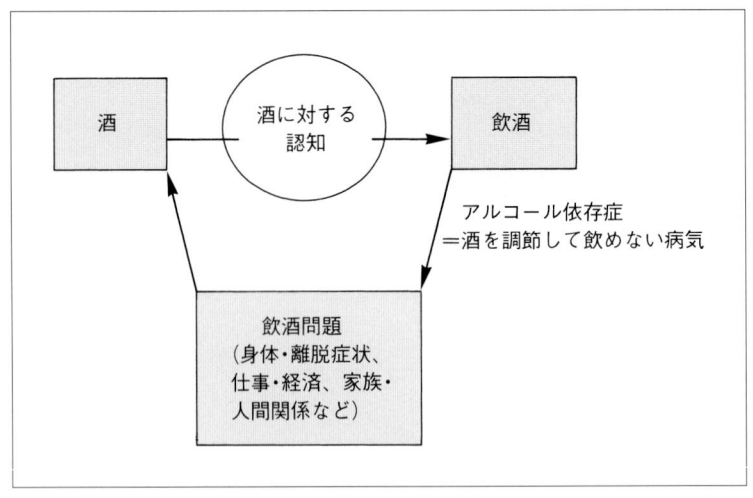

図2　アルコール依存症の認知モデル
認知行動療法においては，酒という「物事」と飲酒という「行動」の間には，「認知」というものが介在していると仮定しており，この認知が偏っているために，不適切な行動（＝飲酒の継続）をとると考える．

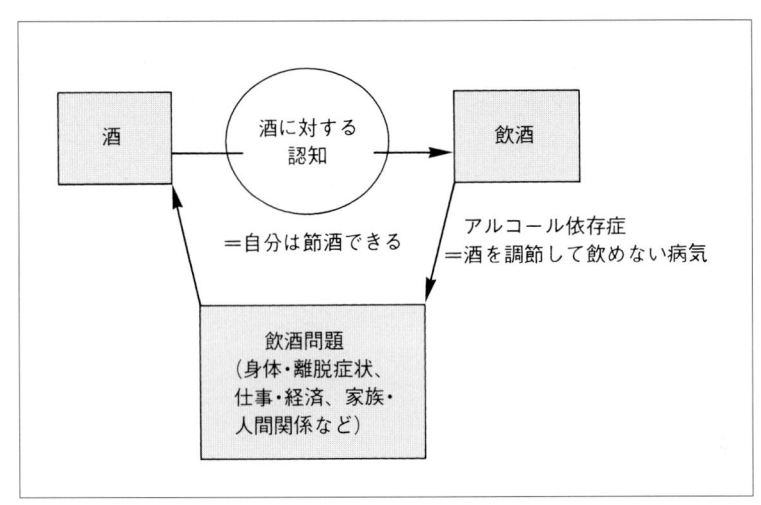

図3　アルコール依存症の認知モデル（"節酒は可能だ"という認知がある場合）
"自分は節酒できる"という「認知」が修正されない限り，容易に飲酒という「行動」をとり続け，飲酒問題が悪化していく．

者の理解を得るために，筆者らは，以下のような「アルコール依存症の認知モデル」を考え実際の説明にあたっている．

"酒を飲むということは，一般的には大きな問題にならない．しかし，アルコール依存症患者の場合は，酒を調節して飲めないために，さまざまな飲酒問題を引き起こす．そして，そのような飲酒問題があるのにもかかわらず飲酒を続け，さらに飲酒問題が悪化していく．そのため図1のような悪循環を引き起こすのである．

認知行動療法においては，このような悪循環を繰り返すことの要因を次のように仮定している（アルコール依存症の認知モデル）．

酒という「物事」と飲酒という「行動」の間には，「認知」というものが介在しており，その認知が偏っているために，この悪循環が続いていると

**表3 アルコール依存症患者に認めやすい「認知の偏り」のタイプ**

① 私には飲酒問題がない（私はアルコール依存症ではない）
② 今度こそ，うまく飲める（節酒は可能だ）
③ 感情や行動は，酒でコントロールできる
④ どうせ断酒なんかできない
⑤ 〜だから飲んでしまった（言い訳や合理化）
⑥ 好きだから飲む（感情論）
⑦ 自分1人で酒はやめられる
⑧ 酒をやめても，良いことはない（どうでもよい）

仮定される（図2）．例えば「自分は節酒できる」，「今度こそうまく飲める」という認知にとらわれている患者は，「うまく飲める」と思っているために，飲酒という行動を容易にとるが，調節して飲めない病気のために，飲酒問題を再び引き起こす（図3）．そして，この「節酒できる」という認知が修正されない限りは，同じことを繰り返してしまうのである．この悪循環から脱するためには，「節酒できる」から「節酒は不可能だ」というように認知を変える必要があるのである"

### 4．アルコール依存症患者に認める「認知の偏り」

筆者らは，アルコール依存症患者に認めやすい「認知の偏り」を表3に示す八つのタイプに分けている．認知行動療法においては，これらの認知の（一つあるいは複数の）存在が，飲酒→調節して飲めない→飲酒問題の悪化→飲酒という悪循環に拍車をかけていると仮定しており，それらの認知を修正することが，飲酒行動の中断（＝断酒）につながると考えているのである．

アルコール依存症患者に，上記のような「認知の偏り」を生じやすい要因としては，以下のようなことが考えられる．

（1）世間一般のアルコール依存症に対する誤解や偏見

世間一般には「アルコール依存症」に対する誤解や偏見が多く，「酒びたりで，ろくに仕事もせずに，酔って暴言や暴力をふるう」，「意志薄弱で，人並みのことができない社会不適格者」といった偏ったイメージが存在する．患者自身もそのイメージを持っており，「自分はアルコール依存症（＝意志薄弱で，人並みのことができない社会不適格者）までには，なってない」という認知の偏りを認めやすかったり，あるいは意志薄弱ではないことを証明するために，自らの飲酒をなんとか合理的なものだと言い訳しようとするのである．

（2）酒に強い人がアルコール依存症になりやすい

アルコールに強いか弱いかという体質は，2型アルデヒド脱水素酵素（ALDH 2）の活性の有無によって決まる．日本人の約半数は，生まれつきALDH 2の活性が弱いか欠けている．このタイプはアルコールの分解産物であるアセトアルデヒドを速やかに分解できないために，少量のアルコールでも酔って顔が赤くなる．逆に活性型タイプは，飲酒してもあまり赤くならない．しかし，アルコール依存症患者の約9割は，この活性型タイプであり，いわゆる"酒に強い人"と言えよう．

その"酒に強い人"に「1杯の酒が引き金になって，コントロールが効かなくなってしまう」と説明しても，今までの経験から，患者は，酒に"自信を持っている"ため，「今度こそ，うまく飲めるはずだ（＝節酒）」という認知を認めやすいのである．

（3）一定の期間，酒をやめるとアルコール依存症が治ったような気になってしまう

コントロールの効かない飲酒のためにさまざまな問題を起こしてきた患者が，一定の期間，禁酒すると身体的問題，離脱症状，仕事上の問題，家族・人間関係の問題といった飲酒に関連した問題が改善されてくる．自らの飲酒が引き起こした問題なので，飲酒を中断すれば，改善するのは当然なのだが，患者は「問題の解決＝アルコール依存症が治癒した（あるいは，自分は依存症ではなかった）」という考えに陥りやすいのである．

（4）アルコール依存症は長年の飲酒習慣から生まれた病気

当然ながら，アルコール依存症は，昨日今日，急に発症した疾患ではない．長年の飲酒習慣から生まれた病気であり，患者の日常生活のさまざまな場面(楽しい時，辛い時，仲間と楽しみたい時，気分転換したい時，眠れない時など)で，酒は利用されてきた．そのため「感情や行動をコントロールするには，酒が必要だ」という認知を持ちやすいのである．また，あまりにも飲酒が日常生活に結びついていたために「どうせ酒なんてやめられない」，「酒をやめても良いことはない」という認知も持ちやすいのである．

（5）アルコールは法律で認められている薬物である

覚醒剤などと違い，アルコールは合法的な薬物であるため，成人していれば，誰でも飲酒することは認められており，患者のまわりの人々もあたり前のように飲酒している．そのため，"アルコール依存症"と"普通の酒飲み"の境界線が患者にとって曖昧になり，「自分は，アルコール依存症ではない」という認知を持ちやすい．

（6）「意志が弱いから，お酒がやめられない」という誤解

「意志が弱いから，お酒がやめられない」というのは，患者や家族，まわりの人達も考えやすいことである．しかし，裏を返せば「意志が強ければ，1人でお酒をやめられる」という認知にもつながりやすい．そのため，通院や抗酒剤，自助グループといったものを利用せずに再飲酒に陥ってしまうのである．

（7）酒に寛容な日本社会

現在の日本社会では，人との交流において，飲酒は大きな比重を占めている．また，多少の飲酒問題に対しても寛容なところがある．そのことが，「自分は，アルコール依存症ではない」，「感情や行動は酒でコントロールできる」，「断酒するのは，不可能だ」，「〜だから，飲んでしまった（合理化）」，「好きなんだから，飲んだっていいだろう」といったさまざまな認知の偏りを生じやすくさせる要因になっているのである．

これらの要因から，アルコールに対する強固な「認知の偏り」を認めるようになり，悪循環のパターンから抜け出せないと思われる．しかし，患者の視点に立てば，彼らのアルコールに対する認知は，長年の経験や社会生活から身に付いたものであり，彼らの中では，非常に現実的で妥当性のあるものとして捉えていても，止むを得ない面もあると思われる．

ここで大切なのは，患者の「認知の偏り」を治療者が一方的に説き伏せようとしてはいけないということである．「アルコールの良い面と悪い面」，「以前の飲酒パターンと現在の飲酒パターン」，「（飲酒問題に対する）自分の見方とまわりの見方」，「節酒（あるいは断酒）の良い面，悪い面」などを，あくまでも患者自身が客観的に検討し，多方面にわたるアルコールに対する認知の中から，現実的な認知を探っていくのである．そして，治療者はそれをサポートする治療協力者（指導者ではなく）という立場をとることが大切なのである．

5．「否認」と「認知の偏り」の相違点

上記した「認知の偏り」と，従来のアルコール医療で汎用されてきた「否認」とが混同されてしまう可能性があるので，その相違点について述べたい．

いわゆる「否認」というのは，治療者側からみた一方的な見方と言える．そのため，治療者側から「あなたはアルコール依存症なのだから，断酒しなさい」という見方を患者に提示したときに，それを患者が受け入れないと「否認が強い，病識がない，モチベーションが乏しい」ということになっていた．認知行動療法では，アルコールの良い面・悪い面，利益・不利益，治療者の見方・患者の見方・周囲の見方など，多方面から検討し，その中で，どの認知が今後の患者の生活において，現実的かつ適応的かを患者自身が検討するようにアプローチしている．そのようなアプローチをとることによって，患者の治療に対する抵抗や拒絶を緩和し，それぞれ個別の患者の背景や立場に沿った治療を行うことが可能になると思われる．

## ■ 久里浜病院におけるアルコール依存症の認知行動療法の実際

次に当院におけるアルコール依存症の認知行動療法の実際について述べることとする．この認知行動療法を導入した新久里浜方式は，中高年男性アルコール病棟で行われている．病棟の対象者は，内科病棟における解毒治療（第1期治療）を終えた中高年男性アルコール依存症患者で，この第2期治療（9週間）の中で認知行動療法ミーティングを行っている．このミーティングは「認知行動療法ステージミーティング（全8回）」と「認知行動療法大ミーティング（全9回）」の二つからなり，合わせて計17回のセッションを行っている．また，主治医との半ば構造化された個人面接（週1回）の中でも，ミーティングの内容を取り上げている．

1．認知行動療法ステージミーティング

対象者　内科病棟（第1期治療）を終えた中高年男性アルコール病棟（第2期治療）の全患者．

グループの構成　同じ週にアルコール病棟に転棟した患者を一つのグループとする（5名前後）．

回数と頻度　週1回で，時間は1時間．全8回のセッション．

**表4 久里浜式認知行動療法ステージミーティング＜久里浜式八つのステージ＞**

ステージ1：アルコール依存症の認知行動療法について理解しましょう
ステージ2：今回の入院の原因となった自分の飲酒問題を整理してみましょう
ステージ3：飲酒に関連した問題があったにもかかわらず，なぜ飲酒を続けたのかを検討してみましょう
ステージ4：あなたの「飲酒に対する考え方」が，適切かどうかを検証してみましょう
ステージ5：アルコールが，あなたに与える影響を考えてみましょう
ステージ6：断酒継続のために，具体的に実現可能な方法を考えましょう（その1）
ステージ7：断酒継続のために，具体的に実現可能な方法を考えましょう（その2）
ステージ8：ステージ1〜7をまとめて，「退院論文」を発表しましょう

**表5 久里浜式認知行動療法大ミーティング**

第1回：「アルコール依存症とは，どのような病気か？」を理解する
第2回：再飲酒に結びつきやすい危険な考えを検証する（その1：節酒は可能だ）
第3回：再飲酒に結びつきやすい危険な考えを検証する（その2：感情や行動は，お酒でコントロールできる）
第4回：再飲酒に結びつきやすい危険な考えを検証する（その3：断酒することは不可能だ）
第5回：再飲酒に結びつきやすい危険な考えを検証する（その4：理由があれば，お酒を飲んでも仕方ない）
第6回：再飲酒に結びつきやすい危険な考えを検証する（その5：私には，飲酒問題がない）
第7回：飲酒に関する利益・不利益を検証する（今後，飲酒することは得か損か？）
第8回：外泊時に飲酒しないためには，どうしたらよいかを考える（今＜入院中＞なぜ，飲まないでいられるのか）
第9回：退院後，断酒を継続するためにはどうしたらよいか

治療担当者 グループリーダー1名（精神科医，ケースワーカー，病棟婦長などが担当）と病棟看護婦1名．グループリーダーは，担当グループの全8回のセッションを最後まで通して担当する．

内容と方法 表4に示すような内容でミーティングを行う．各ステージごとに，ワークシートを配布し，毎回のミーティングごとに課題を出し，次のミーティングでは，その課題をもとに進めている．また，病棟看護婦はミーティングの時間外などにも，患者と共同して課題を行い，そのサポートをする．

アルコール依存症の認知行動療法（認知モデル）についての理解→自分の飲酒問題の整理→今までのアルコールに対する認知の同定→その認知の検討および修正→断酒継続のための行動計画→退院論文の発表（ミーティングの総まとめ）といった流れでミーティングは進行される．

**2．認知行動療法大ミーティング**

対象者 内科病棟（第1期治療）を終えた中高年男性アルコール病棟（第2期治療）の全患者．

グループの構成 病棟の全患者を一つのグループとする（40名前後）．

回数と頻度 週1回で，時間は1時間．全9回のセッション．

治療担当者 病棟主治医が全9回のセッションを担当．

内容と方法 表5に示すような内容でミーティングを行う．このミーティングの中で，病気に対する理解，再飲酒に結びつきやすい危険な考え方（認知）についての検討，飲酒に関する利益・不利益の検討，断酒継続のための対策などを，認知行動療法的アプローチを通して，考えていく．

**おわりに**

アルコール依存症患者が，飲酒した後によく話す言葉に「ついつい飲んでしまった」，「たまたま飲んでしまった」，「気がついたら口にしていた」というのがある．強い飲酒欲求の前には「認知」など吹っ飛んでしまい，酒（物事）→飲酒（行動）というパターンがあっという間に進んでしまう．しかし，だからこそ筆者らは，患者にこう話す．「飲む前にもっともっと悩め！それで飲むならしょ

うがない．そこまで悩んで覚悟して飲むなら仕方ない．でも，"ついつい"とか"たまたま"飲むのは，もう卒業しようよ」と……．

　アルコール依存症の認知行動療法の本質は，飲酒という「行動」の前に，どこまで悩んで考えることができるか（＝「認知」を検討できるか）にあると思われる．その悩む材料になることをこの認知行動療法ミーティングは目指している．最初は，そうは簡単にいかないであろう．しかし，悩む癖，考えるトレーニングを積むことは，後々の断酒継続には有用であると考えている．この認知行動療法を中心とした新治療プログラムが少しでもアルコール依存症患者の回復の一助になることを希望して，筆者らは日々の診療にあたっている．

　最後に，この新久里浜方式の導入にあたって，当院へ講演に来ていただき，いろいろとご指導・ご助言を下さった鳴門教育大学の井上和臣先生，慶應義塾大学の大野裕先生に心から御礼申し上げます．

## 文　献

1) Beck AT：Cognitive therapy and the emotional disorders. International Universities Press, 1976（アーロン・T・ベック著，大野裕訳：認知療法．精神療法の新しい発展．岩崎学術出版社，1990）

2) Beck AT, Rush AJ & Shaw BF, et al：Cognitive therapy of depression. Guilford Press, 1979

3) Beck AT, Emery G & Greenberg RL：Anxiety disorders and phobias. A cognitive perspective. Basic Books, 1985

4) Beck AT & Freeman A, et al：Cognitive therapy of personality disorders. Guilford Press, 1990

5) Beck AT, Wright FD, Newman CF & Liese BS：Cognitive therapy of substance abuse. Guilford Press, 1993

6) 井上和臣：アルコール依存症の認知療法．精神科治療学 4 (1)：43-52, 1989

■ アルコール医療入門―トピックス

# 大酒家突然死症候群

杠　岳文*
ゆずりはたけふみ

● 東京都監察医務院の調査で中年（35～54歳）男性急死者の35％は大酒家である．
● 大酒家急死例の中には，脂肪肝以外に主要な病理所見を認めないものが多くある．
● 脂肪肝を主な病理所見とする大酒家急死例の中には，死亡前数日間は食事を摂らずに飲酒を続け，低血糖，代謝性アシドーシスなどを呈し，ショック状態から急死に至る者を多く認める．
● このような大酒家急死例では，病理学的に肝細胞内に小滴性の脂肪滴が，大滴性の脂肪滴に混じって肝小葉に広範囲に出現している．
● 筆者らは，こうした臨床病理学的特徴を持つ大酒家急死例を大酒家突然死症候群と呼んでいる．

**Key Words**　大酒家，急死，代謝性アシドーシス，脂肪肝，大酒家突然死症候群

## はじめに

　大酒家がさまざまな疾患や事故で早逝することは周知のことである．Peterssonら[1]は，彼らの大規模な追跡調査の結果，中年男性死亡者のうち約30％が大酒家であったと報告している．わが国におけるこれまでの研究でも，飲酒頻度で死亡率の相違をみたコホート研究，アルコール依存症者の転帰調査や急死者の中に占めるアルコール症者の割合を調べた調査の中で，大量飲酒が健康，生命にもたらす危険性を知ることができる．筆者ら[2]も，監察医の立場から飲酒と急（病）死や事故死との関連を調査し，中年（35～54歳）男性急死者の35％が大酒家あるいは大量飲酒後の急死であることを報告した．

　大酒家の急死には，解剖によって明らかな死因（消化管出血，虚血性心疾患，肺炎，脳出血，急性アルコール中毒など）を特定できるものがある一方で，解剖しても脂肪肝程度の病理所見しかみられないものも多くみられる．Kullerら[3]も，大酒家急死例の28％は脂肪肝が主要病理所見であったと報告している．脂肪肝のみの所見で急死するということは，一般臨床家には一見不可解なことであるが，東京都監察医務院でも脂肪肝程度の病理所見で大酒家が急死する例が数多くみられ，これまで長く慢性アルコール性肝障害という病理診断名を付されてきた．平成元年1年間に東京都監察

表1　飲酒関連急死例の死因一覧

| 死因 | 大酒家急死例 | 酩酊急死例 | 計 |
|---|---|---|---|
| Ⅰ．内因死（＝病死） | | | |
| 慢性アルコール性肝障害 | 226 | 0 | 226 |
| 消化管出血 | 114 | 1 | 115 |
| 虚血性心疾患 | 66 | 12 | 78 |
| 脳出血 | 41 | 0 | 41 |
| 肺炎 | 34 | 1 | 35 |
| その他 | 53 | 12 | 65 |
| Ⅱ．外因死 | | | |
| 自殺 | 53 | 5 | 58 |
| 交通事故 | 6 | 43 | 49 |
| 転落 | 11 | 34 | 45 |
| 急性アルコール中毒 | 20 | 20 | 40 |
| 溺死 | 12 | 19 | 31 |
| 転倒 | 12 | 7 | 19 |
| その他 | 31 | 39 | 70 |
| Ⅲ．不詳 | 14 | 3 | 17 |
| 合計 | 693 | 196 | 889 |

医務院で死体検案，解剖された7376例の急死者のうちから，大量飲酒に関連したもの889例を選び出し，死因とその症例数を表にしたものが表1である．表中の酩酊急死例とは，常習大酒家でなく大量飲酒後に急死したものを指す．

* 国立肥前療養所　精神科

## 慢性アルコール性肝障害から大酒家突然死症候群へ

　東京都監察医務院で慢性アルコール性肝障害と診断される大酒家の急死例は，最近では年間350例を超える．筆者らの調査では，慢性アルコール性肝障害のうち半数以上は病理診断が脂肪肝で，アルコール性肝炎は少なく，また肝硬変例でも明らかな黄疸や腹水を認めるものは少数であった．すなわち，臨床的に肝不全と診断され病院内で死亡する症例の臨床，病理所見とは明らかに異なったものと考えられた．

　大酒家の死は孤独な死のことが多く，死亡前の飲酒や身体症状についての情報も得にくい．このことが病態解明の大きな障害になっているものと考えられた．このため，この慢性アルコール性肝障害による死亡例の死因を明らかにする目的で，救急病院に搬送された後に死亡した症例について死亡前の臨床データを調査し，把握できた48症例について臨床データと病理所見の検討を行った[4]．

## "死因が特定できない一群"の臨床所見

　カルテから臨床経過，検査所見を検索できた48症例の中には，飲酒の状況が十分に把握できないものや，その臨床所見から，死因を低カリウム血症，高カリウム血症，消化管出血などと推定できるもの，さらには明らかな黄疸を伴うものも含まれていた．こうした症例を除外し，最終的に臨床的に死因を特定し得ない19例が残されたが，これらの患者には多くの共通した臨床所見が認められた．すなわち，いずれも受診前夜ないしは受診直前まで大量飲酒を続けており，またほとんどの症例で食事も摂らずに嘔吐を繰り返しながら飲酒している状況であった．受診時には，全例意識障害を呈し，約2/3の症例が最高血圧90 mmHg以下で，低体温を呈した症例も多く認められた．着院直後の心電図所見から不整脈死と考えられるものは認めなかった．

　検査所見では，血糖値を測定されていた18例全例で60 mg/dl以下の低血糖を認め，代謝性アシドーシスを15例中14例に認め，尿ケトン体も，検査された7例中4例で陽性であった．さらに，腎機能障害や高アンモニア血症を呈した症例も多く見られた．これらの症例の多くは，ブドウ糖などを含んだ大量輸液により意識レベルの一時的改善をみるものはあるものの，ショック状態から回復することなく着院から平均13時間で死亡していた．

## "死因が特定できない一群"の病理所見

　死因が特定できなかった19例のうち解剖が行われた11例の肝病理組織診断は，脂肪肝7例，脂肪性肝硬変4例であった．いずれにも肝細胞にはびまん性の脂肪滴沈着がみられたが，筆者らは大滴性の脂肪滴に混じって小滴性の脂肪滴が肝小葉に広範囲に認められたことと，巨大ミトコンドリアが肝細胞内に高頻度に出現していることに注目している．肝臓以外の臓器の病理検索では，アルコール性心筋症，心筋梗塞，急性出血性膵炎などの組織所見を認めたものはなかったが，慢性膵炎あるいは膵線維症を7例に認めた．

## 大酒家突然死症候群とは

　これまで慢性アルコール性肝障害と診断されてきたものの中で"死因が特定できない一群"として述べたように，大酒家の突然死の中には，いわゆる肝不全，急性アルコール中毒，アルコール性心筋症，冠血管攣縮，不整脈など臨床的にしばしば言及されてきた病態とは異なり，共通した臨床病理学的特徴を有する一群が存在すると考えられる．この一群を筆者らは大酒家突然死症候群 (sudden alcoholic death syndrome) と呼ぶことを提唱した[5]．大酒家突然死症候群の概念を要約すると以下のようになる．

　① 食事を摂らないで飲酒している大酒家に，大量飲酒直後から離脱期にかけてみられる．

　② 臨床的に，多くは意識障害を伴い，しばしば低体温，低血糖，代謝性アシドーシス，肝機能障害，腎機能障害などを呈し，短時間のうちにショック状態から急死する．発症前には，腹痛や嘔吐を認めることも多い．

　③ 病理学的には，脂肪肝ないし脂肪性肝硬変が主要な所見である．肝細胞には小滴性の脂肪滴が大滴性のものに混じって広範囲に出現し，肝細胞内の巨大ミトコンドリアの出現頻度も高い．

　④ 高度の黄疸，腹水などの肝不全症状を呈するものや消化管出血，肺炎，低カリウム血症など，他に明らかな死因を特定できるものは除く．

## 大酒家突然死症候群の発症メカニズム

　大酒家突然死症候群の発症メカニズムについては，現在まで推測の域を出ない．大酒家突然死症候群の臨床病理学的特徴がReye症候群や妊娠性

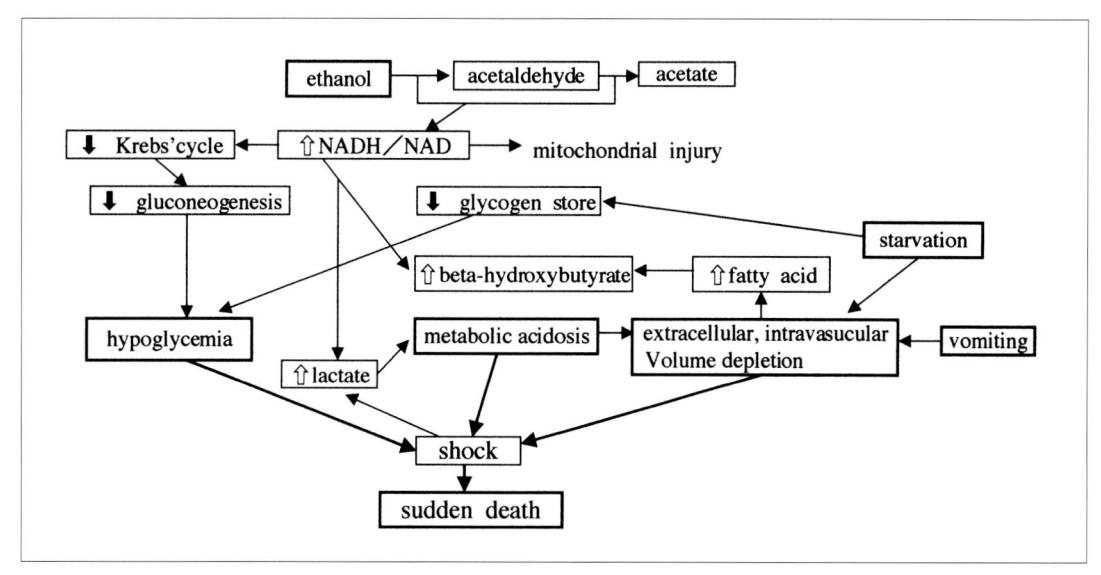

```
ethanol → acetaldehyde → acetate
   ↓
⇓Krebs'cycle   ⇑NADH/NAD → mitochondrial injury
   ↓              ↓
⇓gluconeogenesis  ⇓glycogen store ← starvation
                  ↓
              ⇑beta-hydroxybutyrate ← ⇑fatty acid
   ↓
hypoglycemia  ⇑lactate  metabolic acidosis  extracellular, intravasucular Volume depletion ← vomiting
                            ↓
                          shock
                            ↓
                       sudden death
```

図1　大酒家突然死症候群の病態仮説

急性脂肪肝など，いわゆる microvesicular fat disease と呼ばれるものにさまざまな点で類似していることから，これらと共通するメカニズムの存在も考えられる．特徴的な臨床所見の相互の関連を，これまでの知見から推測し模式図的に表せば図1のようになる．小林ら[6]も，同様な臨床所見を呈し救命し得た1例を経験し，その発症に未知の代謝産物やエンドトキシンなどの関与も疑っている．

□ 今後の課題・展望

大酒家突然死症候群に死亡直前の数日間の大量飲酒が関与していることは疑う余地もないが，そこから先どのような病態が引き起こされているのか，現時点ではまだ推測の域を出ない．発症直前の病態のみならず，大酒家の持つ身体特異性についての検討もさらに必要となるであろう．大酒家突然死症候群の発症メカニズムの解明，ひいては突然死の予防や適切な治療法の開発のためにも，今後さらに詳細な臨床的な検査データの蓄積と超微形態学的な研究が必要と考える．

**文　献**

1) Petersson B, et al : Alcohol-related deaths : A major contributor to mortality in urban middle-aged men. Lancet ii : 1088-1090, 1982

2) 杠　岳文，他：飲酒と急死―東京都監察医務院における飲酒関連急死者の調査より―．アルコールと薬物依存 28 : 95-119, 1993

3) Kuller LH, et al : An epidemic of deaths attributed to fatty liver in Baltimore. Prev Med 3 : 61-76, 1974

4) Yuzuriha T, et al : Alcohol-related sudden death with hepatic fatty metamorphosis : A comprehensive clinicopathological inquiry into its pathogenesis. Alcohol Alcohol 32 : 745-752, 1997

5) 杠　岳文：大酒家と急死―大酒家突然死症候群の提唱―．日本臨床 55 : 639-642, 1997

6) 小林直之，栗原英二：大酒家突然死症候群の1救命例．日救急医会関東誌 16 : 216-217, 1995

■ アルコール医療入門―トピックス

# アダルトチルドレン―アルコール問題の家庭に育つ子ども達

藤田さかえ[*]　岡崎　直人[*]

- アルコール依存症は世代間伝播をする傾向がある．
- アダルトチルドレンは子ども達の視点からアルコール症の家庭の問題を把握する．
- アダルトチルドレンの存在に専門家が注目し，援助の範囲が広がった．
- 子ども達が背負うのは混乱した家庭を安定させる役割である．

**Key Words**　アダルトチルドレン，機能不全家族，見捨てられた子ども達

## はじめに

家族の中の飲酒問題が子ども達の成長発達に与える影響に関心が持たれるようになったのは，アルコール依存症が世代間伝播する傾向があり，成人した子ども達が親と同じような飲酒問題を起こしていくことが臨床の現場や調査で報告されたことが背景にある．

この問題に関する研究の傾向は二つに分類される．

一つは遺伝学的な調査研究で，主に世代間伝播の要因を遺伝因子と遺伝形式の研究によって明らかにしようとする試みである[1]．さらに問題飲酒者とその配偶者の人格傾向や，2人の関係が生み出す家族システムに焦点をあてて分析した研究もある[2]．前者は生物学的要因つまり内的要因を解明することであり，後者は家族関係や親の人格傾向などが子ども達の発達に与える環境因子からの研究調査である．この研究は，発達上の影響を客観的な見地から解明しようとする研究である．

もう一つの流れは，飲酒問題のある家庭に育った子ども達自身がどのように家族の問題を感じ，対処し，その発達過程を通じて自分自身のアイデンティティーをどのように形成したか．またその結果，成人した子ども達の対人関係や社会生活にどのような影響を与えているか，という子ども達の内的視点から，問題を把握していく立場である．この流れからアダルトチルドレンと命名されたアルコール依存症の家庭に育った子ども達が社会的に認知されるようになる．

どちらの流れを研究や援助の方向として選ぶかは専門家自身の選択に委ねられているが，後者の流れは主に精神保健センターや家族支援を行う専門機関の現場にいるソーシャルワーカーや心理職，メンタルヘルスのカウンセラーらによって提唱され，1980年代の米国では援助の現場に多くの変革を生み出した．

かつては問題飲酒者やアルコール依存症の治療が中心であったが，子ども達の視点を中心にアルコール依存症の問題を捉え直すことによって，問題の本質の解明に立体的で社会心理的な洞察を与えることになったのである．そしてこの視点は援助の現場にも多くの変化をもたらし，飲酒問題の対応，断酒を達成させようとする援助や介入が主流であった時代から，子ども達の成長発達や親子関係の調整や，社会的支援などが援助方法に加わっていき，援助の範囲や視点が広がっていった．

本項では援助の現場にアダルトチルドレン（以下，AC）が登場した経過と，ACの特徴，援助の視点や方法を概説する．

## □ アダルトチルドレンの登場

文献に飲酒問題を持つ家庭に育った子ども達が最初に登場したのは1960年代である．しかし，それ以前に欧米では産業化社会の進展に起因する社会問題（貧困，不就労，教育や養護の欠如など）のなかで，飲酒は家庭問題としてソーシャルワーカー達の訪問援助の対象であった．

1969年カナダで"忘れられた子ども達"（Cork M：The Forgotten Childern）が出版される．こ

[*] 国立アルコール症センター久里浜病院　医療相談室

の本は初めてアルコール依存症の家庭に育つ子ども達を取り上げた文献である．それまでのアルコール依存症の治療は飲酒問題を起こしている依存症本人の断酒治療が中心であり，配偶者の不安や怒りの軽減や，飲酒問題への対処行動を変容させる教育的な介入，夫婦療法などが提供されていた．一方，その家庭に育つ子ども達は非行や登校拒否などの不適応な行動が報告されない限りは援助や治療の対象ではなく，多くの子ども達は問題を起こさず，治療や援助の対象ではなかった．父親の起こす飲酒問題に振りまわされ，一喜一憂する母親．その夫婦の葛藤の間に目立たず，問題も起こさずひっそりと育つ子ども達は当時はまさに"忘れられた子ども"であった．彼らの成長に親の飲酒問題が与える影響や，ストレスにはほとんど関心が払われなかったのは，"問題を起こさない良い子"として育つためであった．子ども達は家族の希望や救いであり，それゆえに家族の中の存在価値が認められていたのが，飲酒問題の家庭に育つ子ども達であった．

1981年米国のソーシャルワーカーのクラウディアブラックが歴史的な著書"私は親のようにならない"を著す．

彼女は臨床現場で出会った"アルコール問題を持つ家庭に育ち，成人した子ども達"に対して治療上の便宜として"アダルトチルドレン（AC）"と名づけた[3]．その臨床経験と彼女自身がACであった経験や専門家としての知識をもとにACの特徴や傾向，その理解と援助のあり方をこの著書で著した．

ブラックによると"アルコール依存症の親を持つ子ども達は，小さな子ども達から大人に至るまで，たくさんの共通点があり（中略）その実感をもとに書いた本[4]"で，その後大きな反響を生み出し，他の専門家達も依存症の家族システムの視点からACについての著書を出版するようになる．やがてこの流れはアルコールという領域から拡大され，機能不全家族という対象を生み出すことになった．

□ わが国のACに関する研究

わが国には1989年ブラックの著書の翻訳出版と同時に東京都精神医学総合研究所主催の"アルコール依存症と家族"というテーマで国際シンポジウムが開催され，家族システムの研究報告や遺伝学的見地からの双子の研究報告などもあり，専門家達にACの存在が認められ注目されるようになった．

さらに，疫学的研究として鈴木による高校生を対象とした"親の飲酒問題に関する調査（1991）[5]""臨床事例研究（1993）[6]"などが発表される．

また，1996年以降，臨床現場に専門家から多くの啓蒙書が出版される．信田は著書のなかで（1996）[7]日本の家族におけるACについて，斎藤学は機能不全家族の問題を提唱した[8]．その他，数多くの書籍が出版された．

このころからアルコール医療の専門機関で"ACミーティング"などのグループセラピーやカウンセリングも提供されるようになり，ACの自助グループの活動も始まった．

□ ACと飲酒問題の家族

飲酒問題を持つ家族が，"子ども達にとってどのような家庭であったのか"というACの視点を通じて浮かび上がる特徴がいくつか報告されている．

1．一貫性のなさと予測不能

飲酒問題を持つ親はアルコールという薬物の作用に頼って自分の気分を変えようとする．酩酊状態はしらふとは異なる人格を登場させるために，周囲の家族は二つの反する人格がもたらす本人の言動に一喜一憂することになる．子どもが起こした一つの行為はその時の親の気分によって"酔って不機嫌な時はひどく叱られ，気分がいい時は大目に見られたりする"ことは珍しいことではない．子ども達は親の言葉や行動を見たり，直接教えられたりすることで社会の規範や価値判断を身につけていくが，飲んでいる親の一貫性のなさと，その言動に振りまわされている配偶者は彼らにとって安定し，信頼できる存在でない．子ども達はそのために"何が普通で，何が普通ではないのかわからなくなっていく"混乱させられる結果として本当のところは何が起きているのか，いつも裏を探るような生き方を身に付ける，とブラックは述べている[9]．

2．役割の混乱

一貫性がもたらされない時，子ども達は自ら家族内の役割を引き受けることによって，混乱を収めようとする．酔った父に悲しむ母親を慰める役割をとる子，酔った本人が壊したり，汚したもの

を片付け，今日1日を無事に終わらせようとする子，など本来子ども達には責任や必要のない役割をとるようになる．

### 3．情緒的な抑圧

鈴木はアルコール症の家庭では，飲酒時の本人の暴力や暴言によって家族間は怒りに満ちている．その怒りは沈殿し家族全員が情緒的に混乱していると述べている[10]．依存症の家庭では，あらゆることに優先するのは酔っている本人の感情である．そのために子ども達の年齢に即した情緒的発達は夫の飲酒に気を捉われている母親にも無視されることになる．

信田は子ども達が一番傷ついているのは，夫婦の争いで，繰り返されるドラマをずっと見ていること，その怯え，罪悪感は直接殴られるよりはるかに苦痛である[11]，と指摘する．このように，子ども達自身の情緒的苦痛を無視することは，彼ら自身に"自分達は大切にされない"という諦めと，"大切にされないのは自分のせいではないか"という罪悪感を生み出すことになる．これは対人関係に不可欠な"自分を信頼し，他者も信頼できる"という基本的な信頼関係を内在させることができなくなる．その結果，成人後の社会的な関係において，友人や異性との間に親密な関係を作ることができず，悩みを抱えるようになる．

## □ ACへの援助

ACが社会的に認知されるようになってから，専門家達は彼らの抱える問題に関心を寄せ，援助も多く提供されるようになった．しかし，ACの回復や治療の明確な指標や，方針はまだ試行錯誤の段階である．

援助の方法も回復の基準も専門家によってさまざまである．対人関係障害に焦点をあてる場合や，家族から受けたトラウマを癒すことを中心としている援助者などそれぞれの関心によって異なっている．

現在，多くの治療機関で有効とされ，活用されているのはカウンセリングとACのグループワークの併用である．カンセリングでは今まで言語化できなかった親との関係を話すことで，意識下にある感情を自覚する．グループワークでは，同じような親との関係を経験した同士の率直な話し合いによって，1人で苦しんでいた自分を解放することができる．援助者はACに対しての深い理解と，洞察が求められる．再び"見捨てられた子ども"にならないよう，辛抱強く関わることが大切である．

## おわりに

アルコール依存症は飲酒問題を起こす本人を対象としているだけでは，この病気が生み出すさまざまな障害に対応できない．援助者の前に1人の依存症者が登場した時，その後ろにいるACの存在に関心を払うことは大切なことである．

## 文　献

1) 松下幸生　樋口　進：アルコール依存症と遺伝．臨床精神医学 29（7）：721-730，2000

2) 斎藤　学：アルコホリック家族における夫婦相互作用と世代間伝達．精神神経学雑誌 90（9）：717-748，1998

3) Claudia Black：クラウディア ブラックと語る．Be！52：6-15，1998（9月）

4) Claudia Black：クラウディア ブラックと語る．Be！52：p 7，1998（9月）

5) 鈴木健二：アルコール症の親を持つ高校生についての研究．アルコール研究と薬物依存：26（6）：1991（12月）

6) 鈴木健二：ACの回復と理解．アルコール依存とアディクション 11（1）：1993（3月）

7) 信田さよ子：アダルトチルドレン完全理解．三五館，1996（8月）

8) 斎藤　学：アダルトチルドレンと家族．学陽書房，1996

9) Claudia Black：私は親のようにならない．誠信書房，58-59，1989

10) 鈴木健二：ACの回復と理解．アルコール依存とアディクション 11（1）：20，1994（3月）

11) 信田さよ子：アダルトチルドレン完全理解．三五館，48，1996（8月）

# 索　引

## A

アダルトチルドレン（AC）　4,124,125
アカンプロセイト　109
アキレス腱反射　50,55
アミラーゼ　37,39
アポE遺伝子多型　70
アルデヒド脱水素酵素（ALDH）　12,13,17,58,59,102,109
アルコール　26,27,28,41
アルコール脱水素酵素（ADH）　12,13,16,17,32,58,59,102,106
アルコール幻覚症　76
アルコール飲料の消費　6
アルコール依存症　1,2,18,37,38,39,40,42,44,62,63,93,115,118
アルコール依存症リハビリテーションプログラム（ARP）　64,94,81,84,85,114
アルコール依存症者　99
アルコール関連問題　4,96,105,107
アルコール関連疾患　6,96
アルコール関連障害　2
アルコール吸収　12,26
アルコール濃度　9
アルコール乱用　3
アルコール離脱症状　62
アルコール離脱症候群　22
アルコール性痴呆　69,70
アルコール性肝炎　33
アルコール性肝障害　30
アルコール性ニューロパチー　51
アルコール精神病　75
アルコール性心筋症　46
アルコール性膵炎　36,37,40
アルコール性小脳変性症　52
アルコール性てんかん　21
アルコール専門外来　94
アルコール症　69,70,75,76,77,78
アルコール消費量　2
アルコール耐性　4,12,15,19,87
アルコール代謝　12,30
アルコール代謝関連酵素遺伝子型　39
アルコール代謝酵素遺伝子多型　102
アルコールと薬物の相互作用　16,17
アルツハイマー病　71
アルツハイマー型痴呆　69
アセトアミノフェン　18
アセトアルデヒド　15,16,17,27,30,46,58,59,107
アシドーシス　42,44
赤ワイン　10,47
悪循環　62
$\alpha$-ケトグルタル酸　14
A (air way) B (breath) C (circulation)　21
AA　64,95
acamprosate　109
acute on chronic　33
ADH遺伝子発現頻度　17
AGML　27,28
ADH 2　39,60
alcohol-related problems　4
ALDH 1　17
ALDH 2　17,39,59,60,102,104,106
ALDH 2欠損　59
ALDH阻害作用　18
ataxic gait　55
autoactivation説　38

## B

ベンゾジアゼピン　24,64
ビール　7,42,58
ビタミンA　32
ビタミンB　56
ビタミン$B_{12}$　28
ビタミン欠乏　21
ブラックアウト　67,88
膀胱直腸障害　56
物質依存　22,62
病型（アルコール性肝障害）　32
病因（アルコール性痴呆）　69
病型分類（膵炎）　36
病的酩酊　19,20,51,67,68
$\beta$ブロッカー　18,24
$\beta$-酸化　30
Binderの分類　66,67
burning feet　55

## C

チアミン　69,72,73,74
チトクローム P-450 2E1　15,16,17,30,31,39,58
痴呆　69,84
知覚障害　66
鎮静催眠剤　18
治療（アルコール依存症）　64,94,95
治療（アルコール依存症患者の糖尿病）　42
治療（アルコール関連疾患）　93
治療（アルコール離脱症候群）　24
治療（アルコール性肝障害）　33,34
治療（アルコール性末梢神経障害）　56
治療（アルコール性膵炎）　39
治療（Wernicke-Korsakoff症候群）　73
治療プログラム　92
知的機能　51
CDT　98
CIWA-Ar　23
clonidine　74
comorbidity　75,77
CT　51,52,70,73

## D

ドパミン$D_2$受容体（DRD 2）　102
ドパミン系　24
第1次予防　4
第2次予防　4
大脳辺縁系　19
大酒家　121,122
大酒家突然死症候群　121,122,123
大腸癌　28,58,60
大腸ポリープ　28
男性依存　80
断酒　44
断酒会　64,95

| | | |
|---|---|---|
| 断酒継続　　94, 95, 115 | 顔面紅潮　　109 | 飲酒行動　　105 |
| 断酒指導　　40 | 合併精神障害　　75 | 飲酒歴　　97 |
| 脱抑制　　19 | 画像検査　　73 | 飲酒試験　　67 |
| 伝導速度　　56 | 画像診断　　39, 70 | 飲酒者人口　　2 |
| dense fibrosis　　34 | 解毒プログラム　　94 | 飲酒運転　　88 |
| disulfiram　　109, 112 | 幻視　　63 | 飲酒抑制効果　　110 |
| DNA　　27, 31, 58 | 幻聴　　63 | 飲酒欲求　　4, 110 |
| DSM-III-R　　68 | 逆流性食道炎　　27 | 医療費　　3, 93 |
| DSM-IV　　62, 68, 75 | γ-GTP　　98 | 胃切除　　12 |
| Ductal-plug hypothesis　　37, 38 | | 意識障害　　19, 20, 21, 22, 66, 72, 73 |
| | **H** | 伊東細胞　　31, 38 |
| **E** | | 1次予防　　96 |
| | ヒポキサンチン　　14 | ICD-10　　68 |
| エンドトキシン　　31 | ホームヘルパー　　84 | |
| エンドトキシン血症　　33 | 発癌　　18, 27, 31, 58 | **J** |
| エラスターゼ-1　　37 | 発生機序（アルコール性膵炎）　　37 | |
| エタノールパッチテスト　　104, 106, 107 | 発症機序（アルコール性肝障害）　　30 | ジアゼパム　　18, 21, 24, 64 |
| エタノール代謝　　105 | 発症機序（脳神経障害）　　50 | ジスルフィラム　　18, 34, 64 |
| 栄養障害　　56, 58, 69 | 発症年齢（高齢のアルコール依存症者）　　91 | ジスルフィラム様作用　　18 |
| 疫学（アルコール性末梢神経障害）　　55 | 平衡機能障害　　73 | 自助グループ　　64, 94 |
| 疫学（アルコール性膵炎）　　37 | 否認　　93, 96, 118 | 痔核　　28 |
| 疫学（アルコール性痴呆）　　69 | 否認の打破　　93, 95 | 自己開示　　85 |
| 疫学研究　　58, 75 | 保健福祉事務所　　94 | 自己消化　　37 |
| | 歩行障害　　50 | 事故死　　88 |
| **F** | H₂ブロッカー　　17, 23, 27 | 軸索変性　　56 |
| | HCV抗体　　60, 112 | 人格障害　　67 |
| フラッシング反応　　17, 60, 89, 102, 104, 105, 106, 109 | HDL-コレステロール　　10, 47 | 腎機能障害　　122 |
| フラッシャー（flusher）　　60 | *Helicobacter pylori*　　28 | 自律神経障害　　43, 44, 56, 66 |
| フレンチパラドックス　　10, 47 | HVA　　23 | 自律神経症状　　22 |
| フリーラジカル　　16, 27, 30, 38 | | 女性アルコール依存症　　77, 79, 85 |
| ファモチジン　　18 | **I** | 女性アルコール依存症タイプ分類　　83 |
| フェニトイン　　18 | | 女性の飲酒習慣　　10, 79 |
| 副作用（抗酒剤）　　110 | インスリン　　42, 43, 44 | 静脈瘤　　28 |
| 複雑酩酊　　19, 20, 51, 67, 68 | インスリン・グルカゴン療法　　33 | 常習飲酒者　　7 |
| 不整脈　　46, 48 | インターベンション　　95, 99 | 受療率　　8, 9, 10 |
| 普通酩酊　　19 | インターフェロン　　34 | 重症アルコール性肝炎　　31 |
| first-pass metabolism　　16, 17 | インターフェロン療法　　112 | 重症急性膵炎　　38 |
| Flow-reflux hypothesis　　37 | イッキ飲み　　21, 86 | J-shape効果　　47 |
| fluvoxamine　　74 | 一次性痴呆　　71 | |
| | 遺伝因子　　92, 100 | **K** |
| **G** | 遺伝子　　100 | |
| | 遺伝子多型　　17 | けいれん発作　　63 |
| ガラス様封入体　　111 | 遺伝的素因　　37 | くも膜下出血　　53 |
| グリア細胞　　72 | 胃癌　　59, 60 | カタラーゼ　　12, 16 |
| グリコーゲン　　14 | 異常感覚　　55 | ケミカルメディエイター　　27 |
| グループ療法　　115 | 異常酩酊　　19, 20, 66, 68 | キッチンドリンカー　　80 |
| 眼筋麻痺　　72 | 飲酒頻度　　86, 87 | コンサルテーション　　96, 98, 99 |
| | 飲酒状況　　89 | コラゲナーゼ　　31 |
| | | コレシストキニン　　37 |

コルサコフ症候群　63,69,72,73,74
クエン酸回路　13
クロルプロマジン　18
クロルプロパミド　18
解糖系　13
潰瘍　28
隠れ酒　80
覚醒剤乱用　88
冠動脈疾患　47
肝がん　9
肝移植　33
感情障害　77
肝硬変　8,28,42,43,60,91,110
肝細胞の風船様腫大　30
肝生検　34,111
肝性脳症　23,33
肝線維症　32
肝疾患　7,9
間質性肺炎　34
肝臓癌　60
活性酸素　16
経口糖尿病薬　18
健忘　67,72,73
健康日本21　4
血清IV型コラーゲン　34
血清膵酵素　37
血漿交換　33
血中アルコール濃度　19,20
禁断症状　22
筋萎縮　55
機能不全家族　125
気脳写　70
筋力低下　55
起立性低血圧　56
喫煙　28,48
子どもの飲酒　86,87,88
子どもの問題飲酒群　88
個人差　21,39
呼吸停止　19
昏睡状態　19
小柴胡湯　34
高アンモニア血症　122
高アセトアルデヒド血症　102,109
抗不安薬　94
抗凝固剤　18
抗けいれん薬　18
高血圧　10,45,53,89
高血糖　23
後期離脱症候群　22
口腔咽喉癌　58,59

高尿酸血症　14,41,42
高齢者　84,89,90
交叉耐性　24,64
抗精神病薬　18,24,25
高脂血症　13
抗酒剤　34,64,94,109
抗てんかん薬　25,56,64
抗うつ薬　18,24,56,77
久里浜方式　94,114
久里浜式アルコール症スクリーニングテスト（KAST）　89,97
巨大ミトコンドリア　122
虚血性心疾患　10
共依存　80
協調運動障害　50
急性アルコール中毒　19,88,104,105,107
急性胃粘膜病変（AGML）　27,28
急性心不全　42
急性膵炎　36,37
急性出血性灰白脳炎　72
急死　42,44,121
Km値　16,17

## L

LDL-コレステロール　47

## M

もうろう型病的酩酊　67
ミクロソームエタノール酸化酵素系（MEOS）　12,13,15,18,30,31
慢性硬膜下血腫　53
慢性膵炎　36,37,43
麻酔薬　18
末梢神経障害　43,55,56,69
酩酊　19,52,66
未成年者　86,107
未成年者禁酒法　4
見捨てられた子ども　126
問題飲酒　79,80,89,90
問題飲酒群　88
Mallory-Weiss症候群　27
Marchiafava-Bignami病　53
MCV　98
mexiletine　56
MRI　51,52,70,73

## N

ナルトレキソン　109
ニコチン酸　53
ノルアドレナリン　24
ノックビン　109
粘膜血流　26
粘膜障害　26
認知行動療法　94,95,114,115,118,119
認知モデル　115,116
認知の偏り　117,118
脳萎縮　51,52,70
脳幹部　19
脳血管疾患　10
脳血管障害　53,69
脳器質障害　67
脳梗塞　53
脳内報酬系　102
脳神経障害　50
脳卒中　89
脳出血　53
尿酸　14,41
乳癌　58
入院治療　115
乳酸　41
乳酸アシドーシス　14
2型アルデヒド脱水素酵素（ALDH 2）　17,39,59,60,102,104,106,117
2次予防　96
NAD　13,30
NADH　13,30
Necrosis-fibrosis hypothesis　37,38
NSAID　28

## O

Obstruction hypersecretion theory　37

## P

パレイドリア　22
ペラグラ　23,64
ペラグラ脳症　53
ポリフェノール　47
ポリニューロパチー　50,55,56,72
プレアルコホリック　4,94,98

プリン体　41, 42
プロプラノロール　18
プロトンポンプ阻害剤　27
P-450 1A2　15
P-450 3A4　15
P-450 NADPH 還元酵素　16
Primary fibrosis hypothesis　37, 38
PYLL (potential years of life lost)　10

## Q

QTc 間隔の延長　44
quantitative tratit loci (QTL)　103

## R

レチノイン酸　16
リープマン現象　22
リパーゼ　37
リパーゼ/アミラーゼ比　39
連鎖研究（アルコール依存症）　103
連続飲酒　62, 63, 64
離脱症状　21, 24, 62, 63, 83, 94, 97
離脱症候群　22
臨床診断基準（アルコール性肝障害）　32
類型研究（アルコール依存症）　101
redox shift　13
R-R 間隔変動係数　44
rum fit　22

## S

せん妄型病的酩酊　67
セフェム系抗生物質　18
セクレチン　37
セロトニン　24
シアナマイド　18, 34, 64, 107, 109, 111, 112
シアナマイド封入体　111
シアナマイド肝障害　112
シメチジン　17
スクリーニングテスト　97
ショートステイ　84
酢酸　13
酸化ストレス　14, 16
酸素ストレス　30

左室肥大　46
生物学的マーカー　100
生活指導　42
生命予後　42
性差　37
精神安定剤　23
精神分裂病　67, 76, 84
精神発達遅滞　84
精神保健福祉センター　94
精神依存　22
精神（疾患）障害の合併　85
精神症状　64
精神運動性興奮　67
積算飲酒量　46
赤血球中トランスケトラーゼ活性　73
摂食障害　77, 85
節酒　93
脂肪肝　13, 33, 42, 44, 112, 121, 122
死亡率　8, 47
脂肪酸　13, 30
司法精神医学　68
死因　121
診断基準（DSM-IV）　62
診断基準（アルコール性肝障害）　32, 33
診断基準（物質依存）　63
診断基準（急性アルコール中毒）　19, 20
診断と病型（アルコール性肝障害）　32
心筋梗塞　48
心筋障害　46
新久里浜方式　95, 115, 118
振戦せん妄　21, 22, 24, 62, 73, 91
身体合併症　97
身体症状　64
身体的依存　4, 22
姿勢振戦　50
膝蓋腱反射　50, 55
失見当識　73
失調性歩行　72, 73
粗死亡率　7, 9, 10
相関研究（アルコール依存症）　101
早期治療　98
早期治療導入　97
早期発見　96, 97
早期離脱症候群　22
双生児研究　100
躁うつ病　67

膵機能検査　39
睡眠薬　23
膵石　37
膵疾患　36
社会的費用　3
食道炎　27
食道がん　9
食道癌　28, 58, 59, 60
食道ヨード染色　59
消化管　26
消化吸収不良症候群　28
小脳　19
小葉間線維化（膵）　38
小葉内線維化（膵）　38
酒害教育　95
酒害相談　94
酒歴　82
集団療法　80
酒税　6
3 次予防　96
SPECT　73

## T

たばこ　58, 59
てんかん　24, 67
トリプシン　38
トルブタミド　18
胎児性アルコール症候群　88
大量飲酒　50, 53
大量飲酒者　2
代謝性アシドーシス　122
大酒家突然死症候群　42
退薬症候群　22
単純酩酊　51, 66, 67, 68
蛋白栓　37, 38
低血糖　14, 23, 42, 44, 122
低 Na 血症　52
低体温　122
適正飲酒　4
突然死　43, 48, 122
頭部外傷　23, 50, 51, 53
糖尿病　10, 15, 42, 43, 91
糖尿病教室　44
糖尿病性網膜症　43
投与方法（抗酒剤）　112
追跡眼球運動異常　50
作話　73
痛風　41
直腸癌　58

重複癌　60
中間施設　85
中性脂肪　30
中心性橋髄鞘融解　52
Toxic metabolic hypothesis　37

**U**

うつ病　77
ウイルス性肝炎　34
運動機能　27

**V**

VitA　16
vitamin B$_1$　72

**W**

ワーファリン　18
ワイン　69
ウェルニッケ脳症　21,23,64,69,72,73,74
Wernicke-Korsakoff症候群　72

**X**

xenobiotics　16

**Y**

ヨード不染帯　59

薬物依存　85
薬物依存症　88
薬物療法　109
薬物代謝　18
予防　42
予防教育　105,107
予後（アルコール性末梢神経障害）　56
予後（Wernicke-Korsakoff症候群）　73
抑制障害　93
葉酸　28
有病率　90

© 2001

| | |
|---|---|
| 第1版1刷発行 | 2001年 1月10日 |
| 第1版2刷発行 | 2001年10月10日 |
| 第1版3刷発行 | 2003年 3月10日 |

## アルコール医療入門

定価（本体価格3,300円＋税）

編 集　白 倉 克 之
　　　　丸 山 勝 也

検印省略

発行所　株式会社 新興医学出版社
発行者　服 部 秀 夫

〒113-0033 東京都文京区本郷6-26-8
電　話　03（3816）2853
ＦＡＸ　03（3816）2895

印刷　三報社印刷株式会社　　ISBN4-88002-283-7 C3047　　郵便振替　00120-8-191625